L'ANTI-MYTHE ALIMENTAIRE

GARANTI

SANS RÉGIME

100% PLAISIR

↓

BON POUR LA SANTÉ

& LE MORAL

GIGI PRÉSENTE

L'ANTI-MYTHE ALIMENTAIRE

OU COMMENT CASSER LES IDÉES REÇUES SUR LA NUTRITION

Par **Florence De Le Rue** et **Emma Tissier**

Albin Michel

CE LIVRE EST DÉDIÉ À TOUTES
LES GIGIS QUI RÊVENT D'ÉQUILIBRE.

IL PROPOSE UNE VISION ALTERNATIVE
ET BIENVEILLANTE DE LA NUTRITION,
POUR CELLES QUI ONT LE GOÛT
DE L'AVENTURE ET SONT EN QUÊTE
D'ÉQUILIBRE ET DE BIEN-ÊTRE.

CE LIVRE N'A PAS ÉTÉ ÉCRIT
PAR UN VIEUX SCHNOCK
EN COSTARD-CRAVATE QUI CONNAÎT
TOUT DE LA THÉORIE ET QUE DALLE
DE LA PRATIQUE, MAIS PAR TON AMIE
GIGI, QUI TE VEUT DU BIEN.

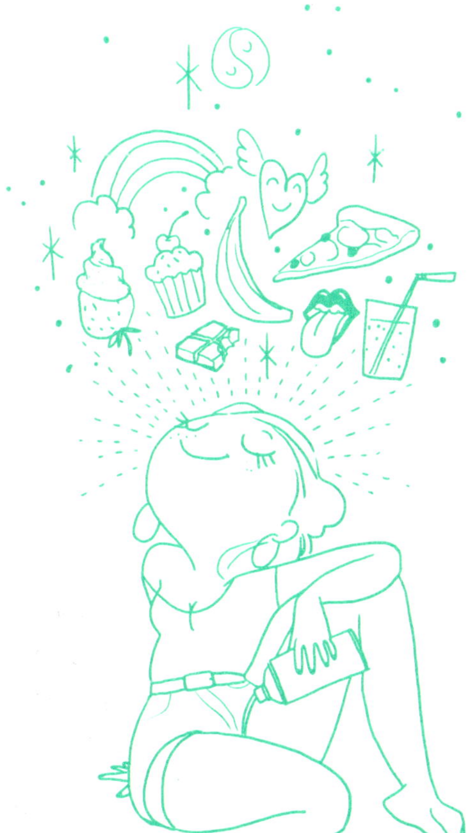

FROM GIGI WITH LOVE

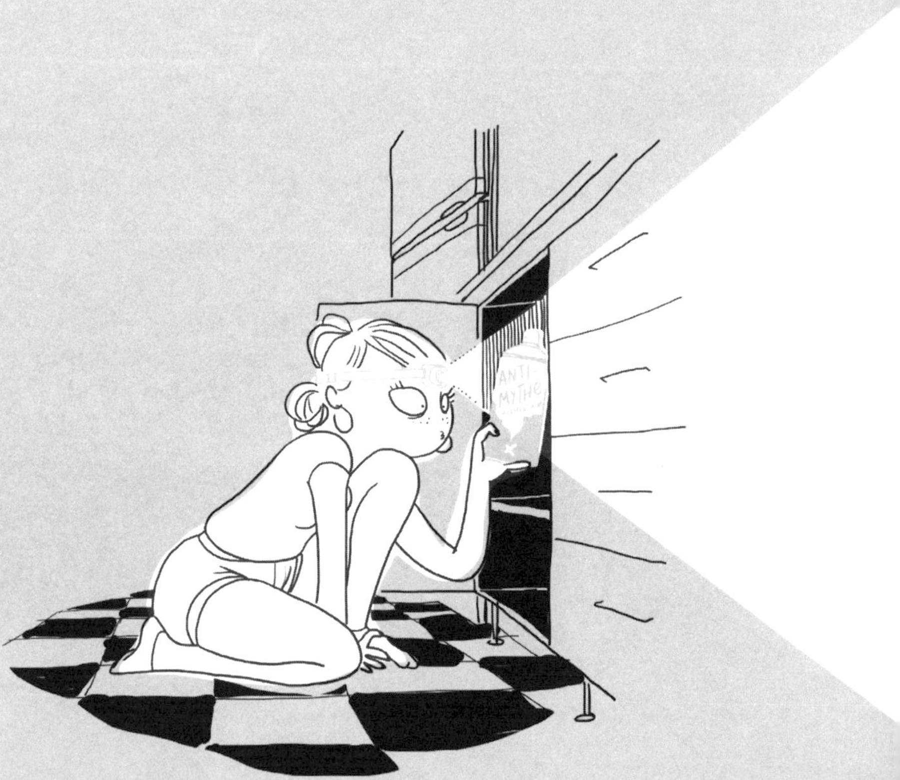
ANTI-
MYTHE

L'ANTI-MYTHE ALIMENTAIRE, C'EST QUOI ?

Nous sommes toutes ***influencées par des idées reçues*** *sur la nutrition qui conditionnent notre comportement alimentaire au quotidien. L'anti-mythe chasse les croyances alimentaires les plus coriaces et les plus incrustées. Les substances actives de sa formule sont la* ***bienveillance*** *et le* ***plaisir****. Il est garanti* ***sans régime !***

Il ne s'agit pas d'une nouvelle méthode à suivre. C'est une approche ***décomplexée*** *de l'alimentation, une* ***source d'inspiration*** *pour se sentir bien dans ses baskets.*

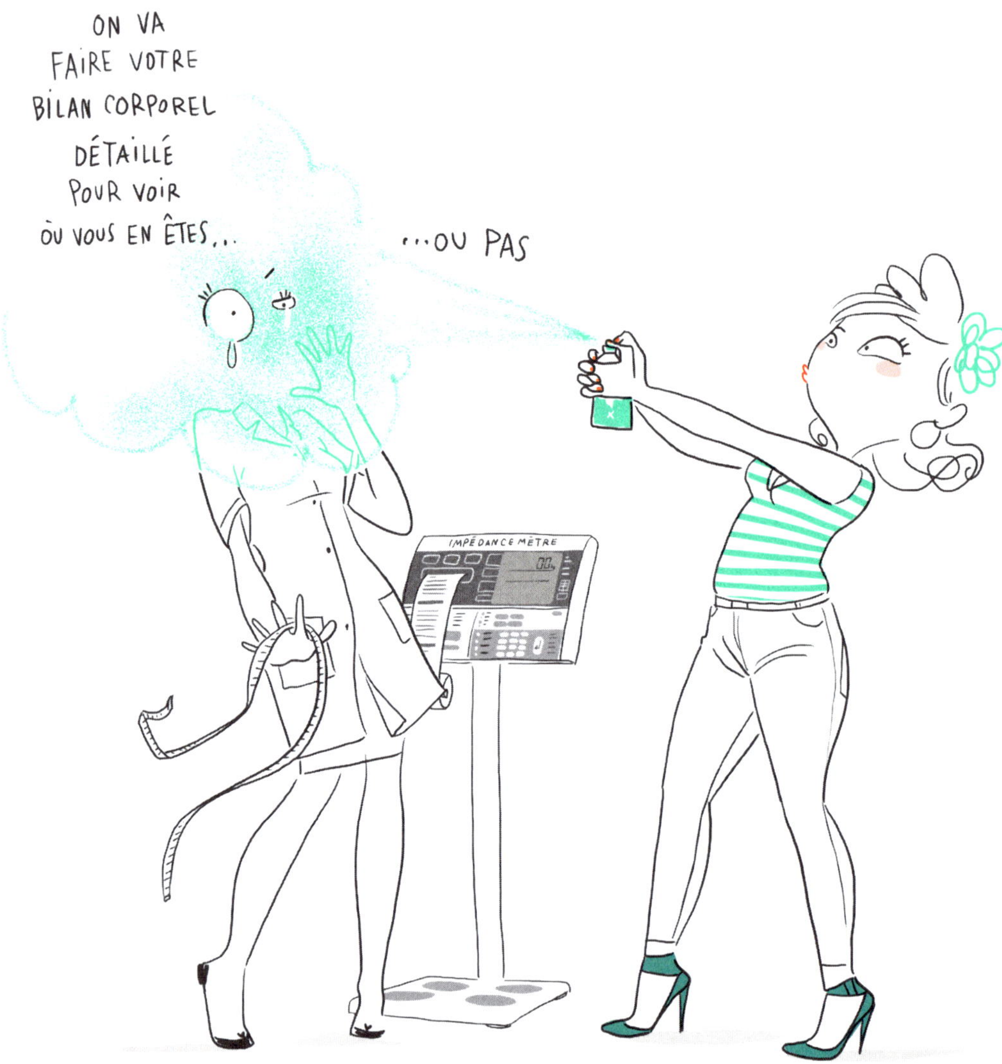
ON VA FAIRE VOTRE BILAN CORPOREL DÉTAILLÉ POUR VOIR OÙ VOUS EN ÊTES...
...OU PAS
IMPÉDANCEMÈTRE

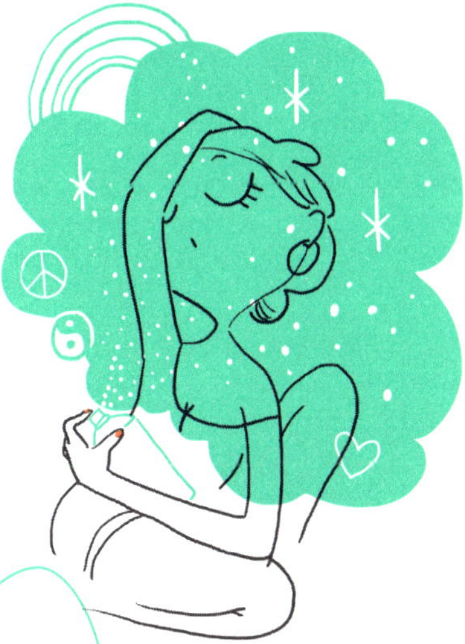

Quelles sont les informations à connaître avant d'utiliser l'anti-mythe ?

L'anti-mythe a un impact direct sur toutes les croyances alimentaires. Par un procédé de remise en question à travers de **nouvelles expériences**, il reprogramme l'inconscient et rétablit l'harmonie du corps et de l'esprit.

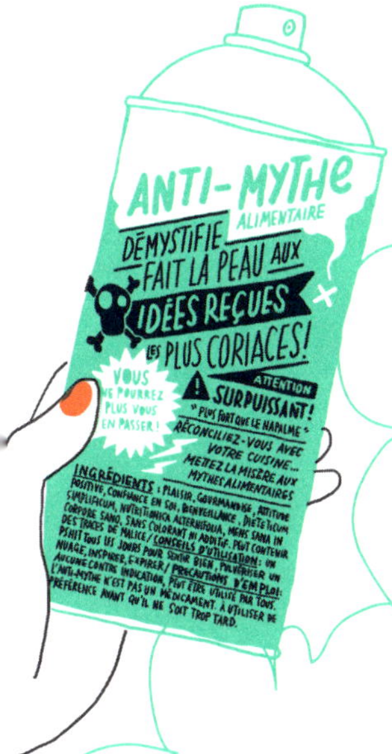
ANTI-MYTHE
ALIMENTAIRE
DÉMYSTIFIE
FAIT LA PEAU AUX
IDÉES REÇUES
LES PLUS CORIACES !
VOUS NE POURREZ PLUS VOUS EN PASSER !
ATTENTION
SURPUISSANT !
« PLUS FORT QUE LE NAPALME »
RÉCONCILIEZ-VOUS AVEC VOTRE CUISINE... METTEZ LA MISÈRE AUX MYTHES ALIMENTAIRES
INGRÉDIENTS : PLAISIR, GOURMANDISE, ATTITUDE POSITIVE, CONFIANCE EN SOI, BIENVEILLANCE, DIÉTÉTICUM SIMPLIFICUM, NUTRITIONICA ALTERNIFOLIA, MENS SANA IN CORPORE SANO, SANS COLORANT NI ADDITIF. PEUT CONTENIR DES TRACES DE MALICE / CONSEILS D'UTILISATION : UN PSHIT TOUS LES JOURS POUR SENTIR BIEN, PULVÉRISER UN NUAGE, INSPIRER, EXPIRER / PRÉCAUTIONS D'EMPLOI : AUCUNE CONTRE INDICATION, PEUT ÊTRE UTILISÉ PAR TOUS. L'ANTI-MYTHE N'EST PAS UN MÉDICAMENT. À UTILISER DE PRÉFÉRENCE AVANT QU'IL NE SOIT TROP TARD.

Conseils d'utilisation

Pulvériser un pschitt tous les jours pour se sentir bien. Un nuage, de préférence le matin, pour un effet bouclier toute la journée. Pour une action plus en profondeur : un pschitt le soir. **Laisser diffuser. Renouveler** si nécessaire pour se protéger des nouvelles croyances empoisonnantes. **La régularité, c'est la clé.**

Quels sont les effets indésirables éventuels ?

Grâce aux effets surpuissants de sa formule, il éloigne le scepticisme, les #casse-pieds rabat joie-et-brise-bonbons, entraînant un léger risque d'accoutumance.

Précautions d'emploi

Aucune contre-indication. Peut être utilisé par tous. **L'anti-mythe n'est pas un médicament.** À utiliser dès maintenant, il n'est jamais trop tard.

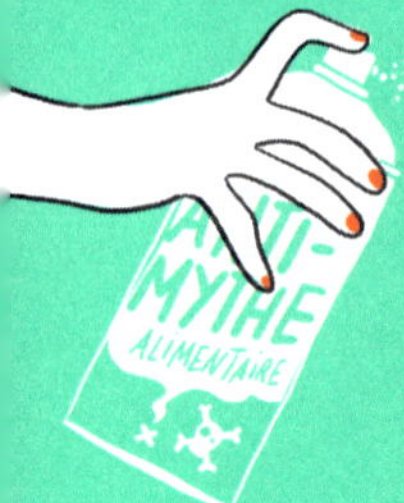

10 CROYANCES PASSÉES À LA MOULINETTE

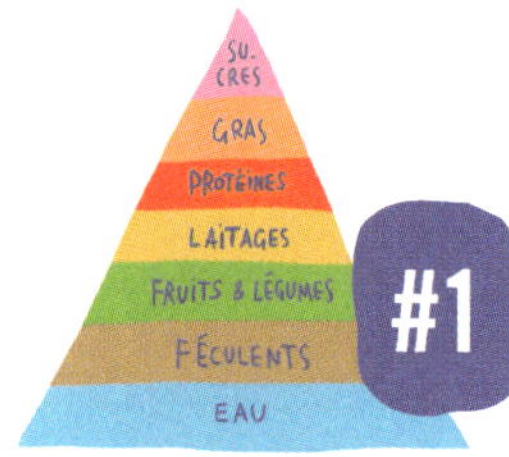

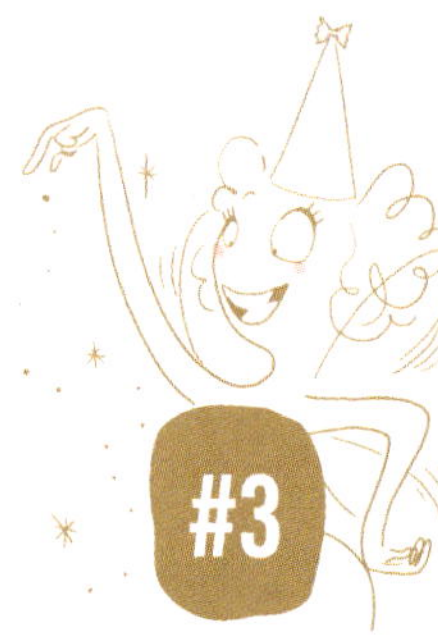

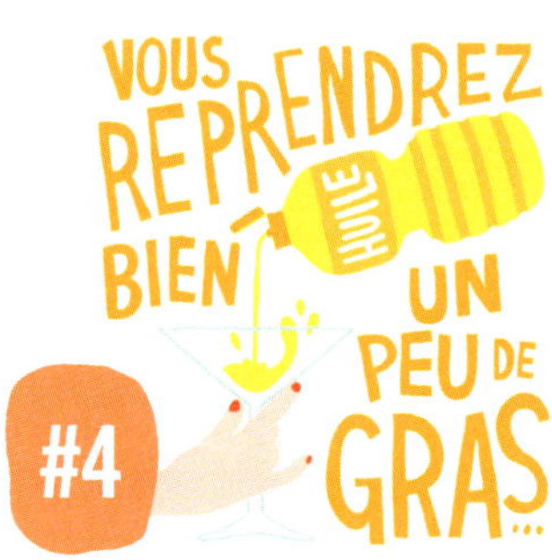

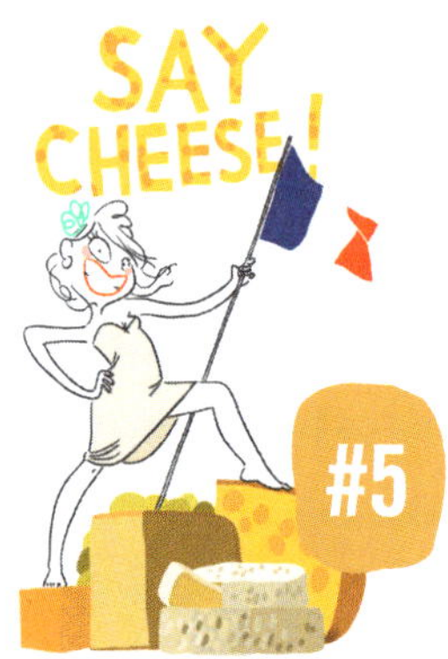

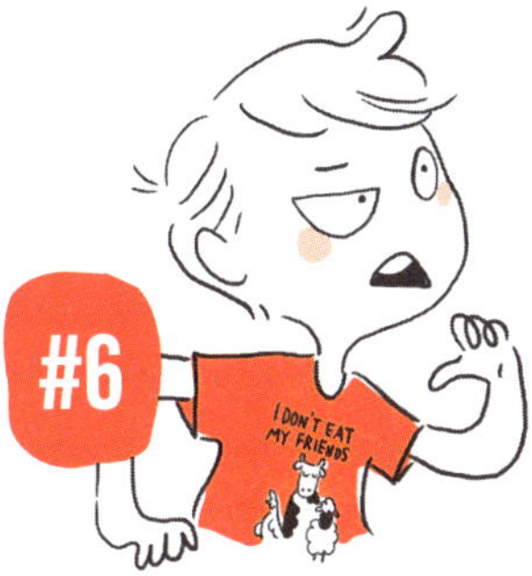
#6
I DON'T EAT
MY FRIENDS

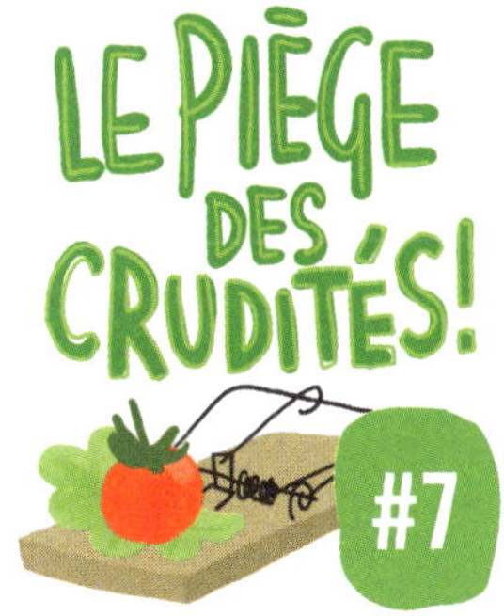
LE PIÈGE DES CRUDITÉS !
#7

#8

#9

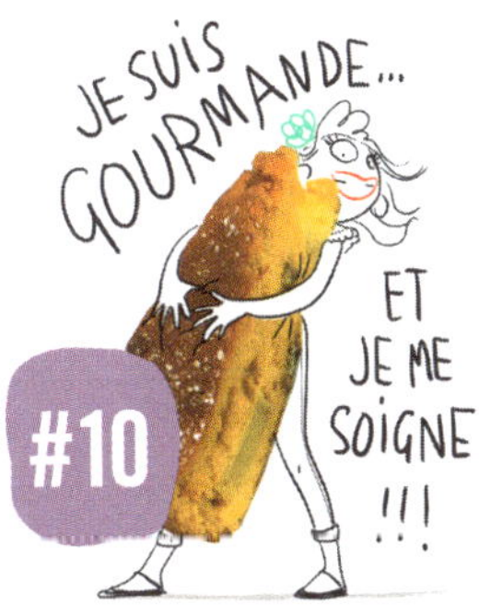
JE SUIS GOURMANDE...
ET JE ME SOIGNE !!!
#10

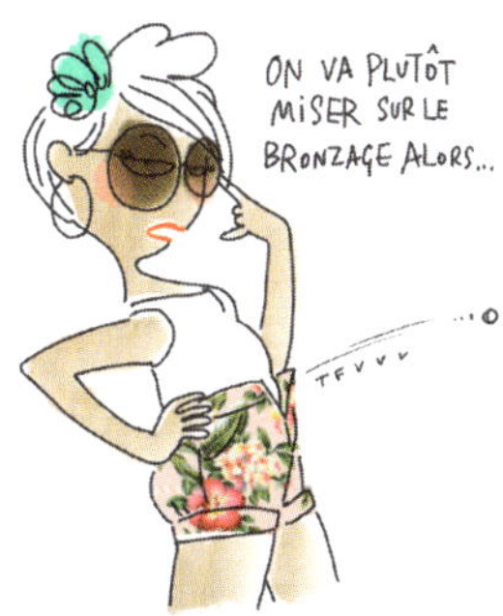
ON VA PLUTÔT MISER SUR LE BRONZAGE ALORS...

CROYANCE

#1

En Occident, l'alimentation est un sujet sérieux : ***on ne plaisante pas avec la nourriture !*** *Pour être en bonne santé, il faut suivre des règles. On ne mange que quand c'est l'heure de manger et on termine son assiette pour ne pas avoir faim entre les repas. D'ailleurs, le petit déjeuner c'est obligatoire. À en croire la pyramide alimentaire, l'équilibre se joue à chaque repas... Hippocrate aurait dit : « Ton alimentation est ta première médecine. » Sympa le conseil.* **Mais a-t-on droit à l'erreur ?**

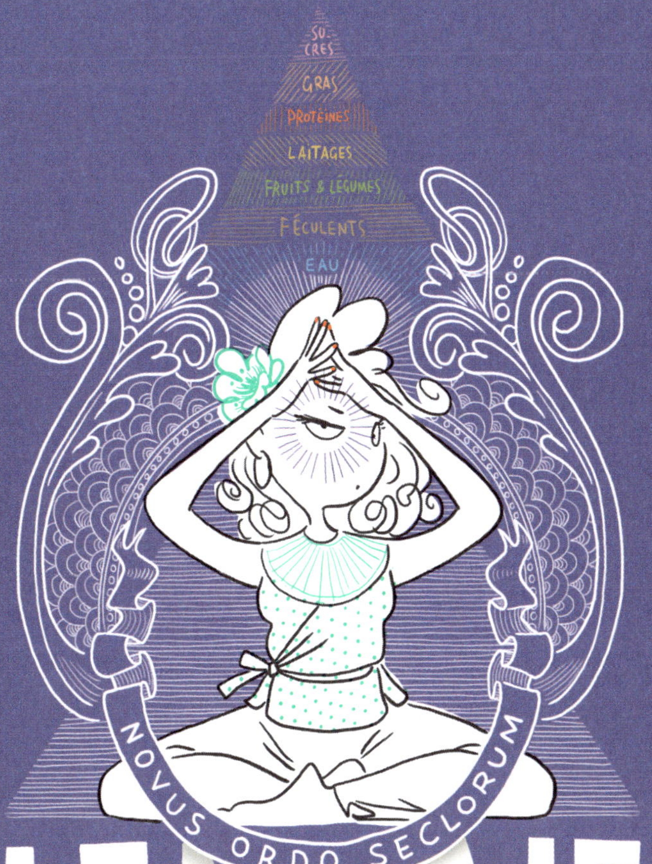

LE MYTHE DE LA PYRAMIDE

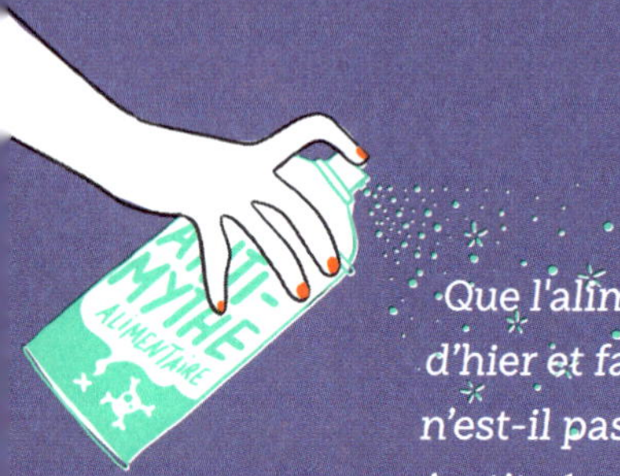

Que l'alimentation soit un enjeu ne date pas d'hier et fait partie de notre culture. Soit, mais n'est-il pas ironique que cette pyramide ait été instituée par les Américains comme « repère » pour l'équilibre alimentaire ? Au fil des époques, les **théories diététiques se succèdent**, donnant lieu à des **contradictions** et générant des tonnes de croyances. Le #modemouton a ses limites puisque **chaque organisme est différent**. Ce qui est vrai pour les uns ne convient pas forcément aux autres. Laisse tomber le collectif et joue-la perso pour une fois ! Pas fastoche ? Même pas peur ! « Suivez les flèches bleues → monsieur Quincampoix ! »

La théorie, c'est quand on sait tout et que rien ne fonctionne. La pratique, c'est quand tout fonctionne et que personne ne sait pourquoi.
– Albert Einstein

PENSÉE PROFONDE
À LAISSER INFUSER

JE ME SENS PLUS INSPIRÉE PAR UNE ÉTOILE QUI BRILLE ET ÉCLAIRE LE CHEMIN. JE TRANSFORMERAIS BIEN CETTE PYRAMIDE ALIMENTAIRE EN UNE ÉTOILE À CINQ BRANCHES AU BOUT DESQUELLES TOUS LES ALIMENTS SERAIENT MES AMIS !

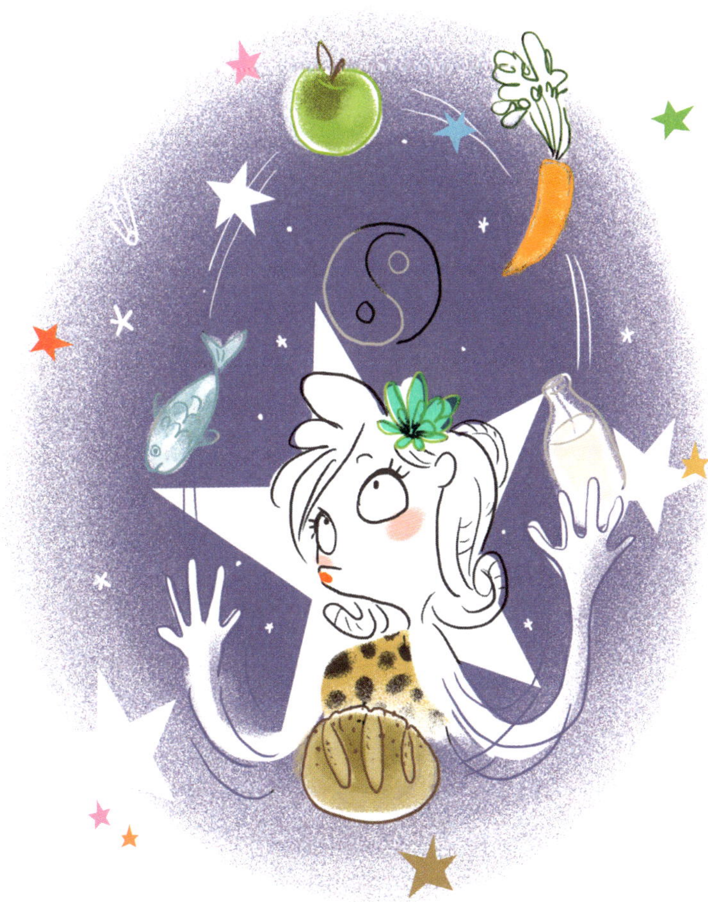

L'équilibre alimentaire se joue sur **une semaine** *et non pas sur une journée.*

L'ÉQUILIBRE, C'EST LA VARIÉTÉ !?

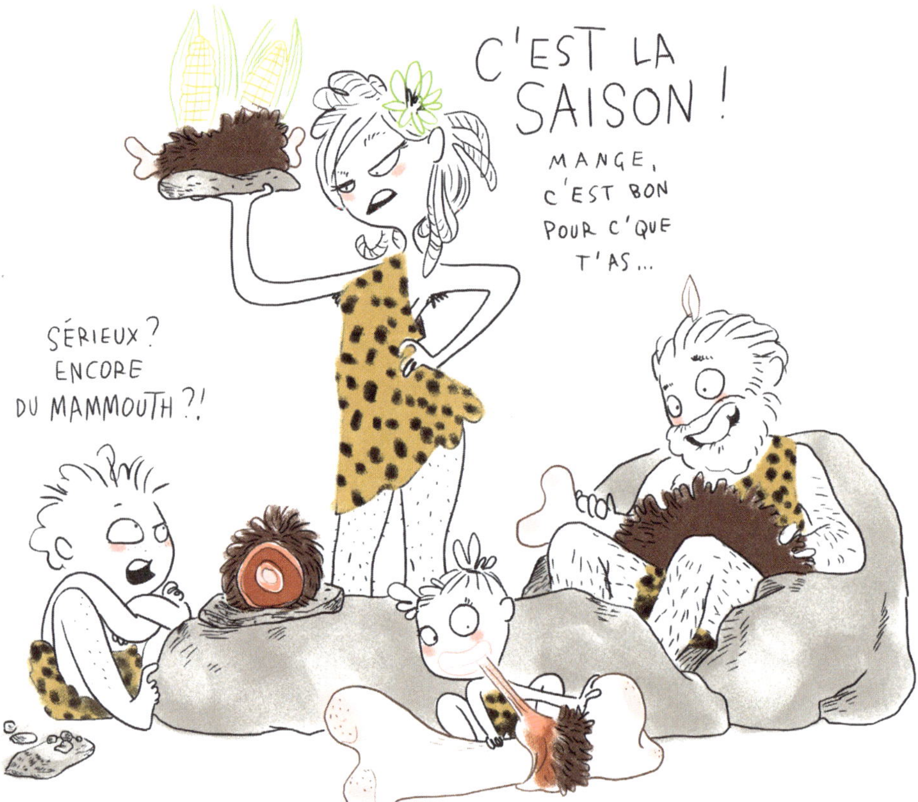
C'EST LA SAISON !
MANGE, C'EST BON POUR C'QUE T'AS...
SÉRIEUX ? ENCORE DU MAMMOUTH ?!

La diversification alimentaire aurait-elle buggé quand tu étais petite ? Il y a toujours moyen de te rattraper. Il n'est jamais trop tard pour élargir ton répertoire alimentaire et rendre **goût à l'aventure**. Teste de nouveaux aliments, on n'est jamais à l'abri d'une bonne surprise ! Ce message vaut également pour toutes les **mamans** désespérées d'échouer à chaque tentative de camouflage de fruits ou de légumes... Ça marche souvent mieux dans les livres.

MANGER VARIÉ, C'EST MANGER DE TOUT…
TRÈS BIEN, SI CE N'EST QUE CHAQUE
ÊTRE HUMAIN EST UNIQUE, NON ?

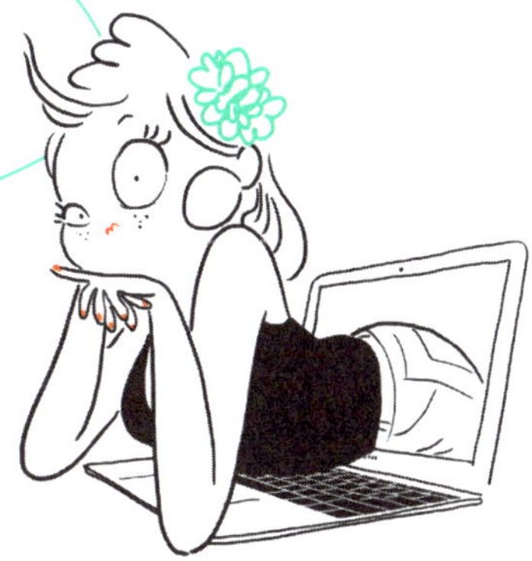

SI JE SUIS ACCRO AUX PÂTES
ET QUE LE QUINOA ET AUTRES
LÉGUMINEUSES ME HÉRISSENT LE POIL,
QUE FAIRE ?

Écoute tes goûts ! Ce qu'il est important de retenir est que l'équilibre alimentaire se joue sur une semaine, non pas sur une journée. **C'est flexible**, tout comme l'est le corps qui s'adapte.

JE N'AIME QUE LES POMMES
DANS LA CATÉGORIE FRUITS.
C'EST GRAVE, DOCTEUR ?

Écoute la nature ! Qui n'a pas frôlé l'indigestion de chou (ou de mammouth) à la fin de l'hiver !? Si un jour tu zappes les fruits et que le lendemain tu te fais une orgie de cerises car c'est la saison, **tout va bien !**

SI, DANS LA CATÉGORIE
LÉGUMES, JE N'AIME QUE
LES TOMATES ET LES CAROTTES,
EST-CE QUE JE PRENDS DE GRANDS
RISQUES POUR MA SANTÉ ?

Si tu crains un déficit en **vitamines et minéraux,** va directement à la → p. 90 sans passer par la case départ.

PETIT DÉJEUNER DE ROI...

...DÉJEUNER DE PRINCE ET DÎNER DE PAUVRE

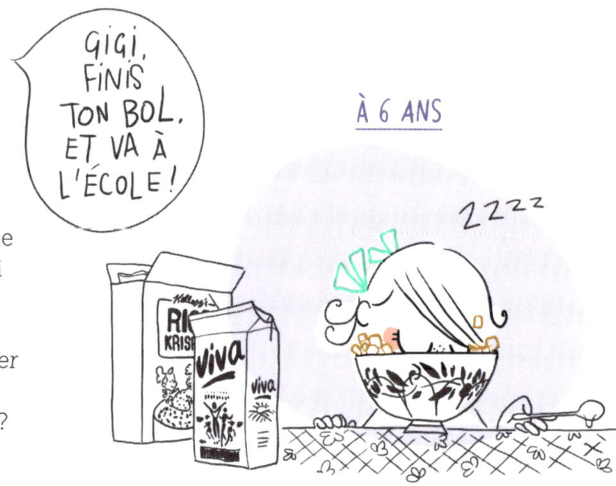
À 6 ANS
GIGI, FINIS TON BOL, ET VA À L'ÉCOLE !
ZZZZ
Viva

Qui, enfant, n'a jamais connu le calvaire du bol de chocolat chaud fumant qui donne la nausée ?... Et les parents sur le dos : *« Il faut prendre des forces pour aller à l'école ! »*, alors qu'on ne rêvait que de se rendormir ?

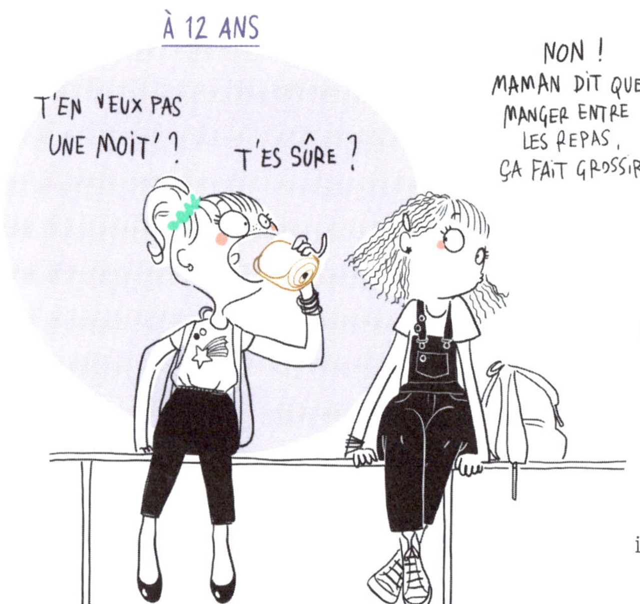
À 12 ANS
T'EN VEUX PAS UNE MOIT' ?
T'ES SÛRE ?
NON ! MAMAN DIT QUE MANGER ENTRE LES REPAS, ÇA FAIT GROSSIR.

Les premiers pas sur le chemin de la culpabilité héréditaire. En grandissant, braver les discours bienveillants des parents fait partie de la panoplie d'une émancipation en bonne et due forme. Départ à sec donc. Si ce n'est que la panne sèche survient immanquablement en fin de mat', suivi d'un fatal goinfrage à la récré !

Puis, la réforme. Petit déjeuner équilibré et copieux ad hoc pour jeune adulte qui veut s'intégrer dans la vie active. Les paroles des parents en arrière-plan : « *Besoin d'énergie pour être efficace dans LE travail oblige !* » À force d'entraînement, le corps s'incline. On pourrait même parfois ressentir une sorte de faim…

À 20 ANS

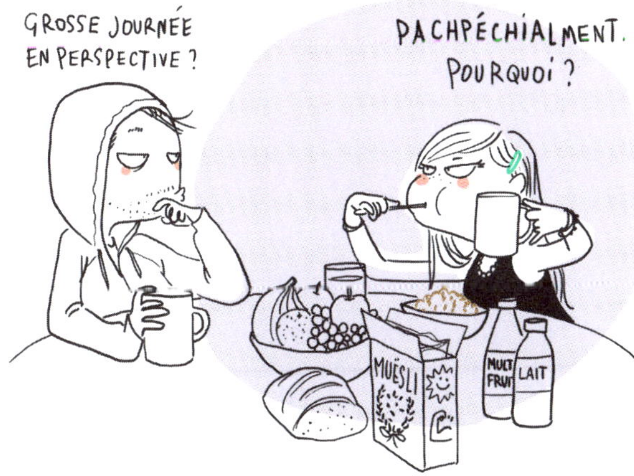
GROSSE JOURNÉE EN PERSPECTIVE ?
PACHPÉCHIALMENT. POURQUOI ?
MUËSLI
MULTI FRUI
LAIT

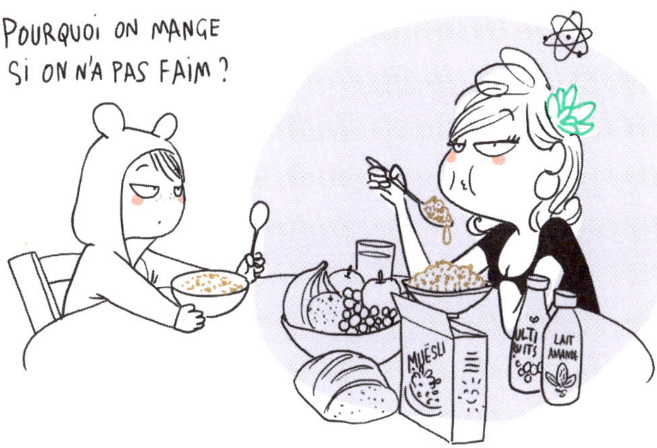
POURQUOI ON MANGE SI ON N'A PAS FAIM ?
MUËSLI
LAIT AMANDE

20 ANS PLUS TARD

KIT PETIT DÉJ'
portatif et complet :
fruit + céréales
+ graines oléagineuses
+ laitage

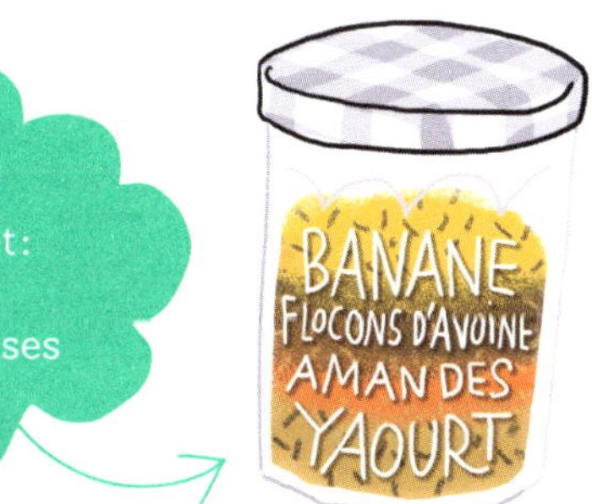
BANANE
FLOCONS D'AVOINE
AMANDES
YAOURT

Certains adages sont des **croyances** !

IL NE FAUT PAS GRIGNOTER ENTRE LES REPAS !

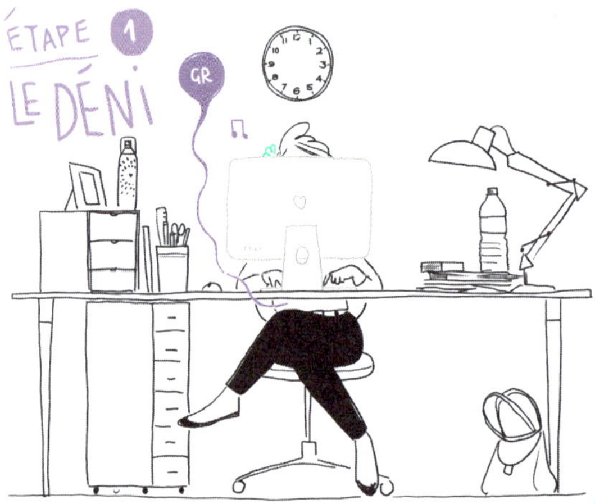
ÉTAPE 1
LE DÉNI
GR

Tu as un coup de pompe, une baisse d'énergie en fin de matinée et/ou en fin de journée? **C'est NORMAL!**

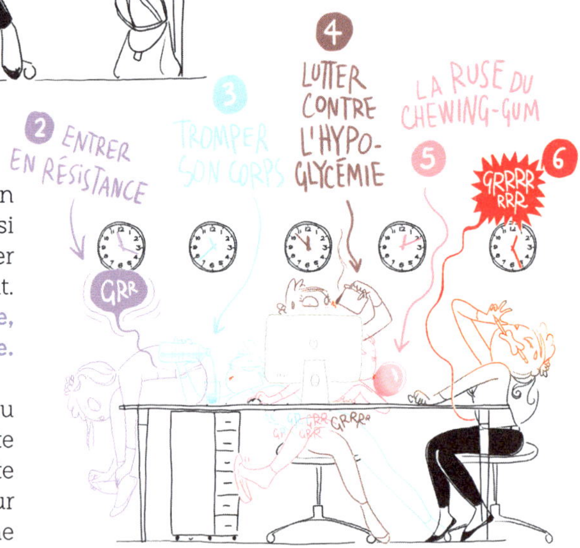
2 ENTRER EN RÉSISTANCE
3 TROMPER SON CORPS
4 LUTTER CONTRE L'HYPOGLYCÉMIE
LA RUSE DU CHEWING-GUM 5
6 GRRRR RRR
GRR

Ton corps est en hypoglycémie, même si tu as pris un petit déjeuner ou un déjeuner consistant. **Il manque de sucre, donc d'énergie.**

Boire un thé, un café ou une tisane te « remplit » et te donne la sensation que cette faim passe. C'est trompeur pour ton corps qui te réclame un **carburant** et non de l'eau.

Résultat, il se met en mode **stockage** au repas suivant: tu vas être affamée en passant à table, donc tu mangeras trop et mal!

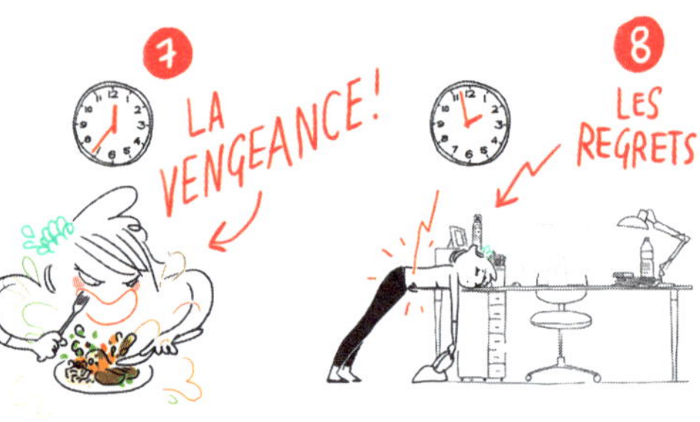
7 LA VENGEANCE!
8 LES REGRETS

COMMENT GÉRER LES GROS CRAQUAGES DE FIN DE JOURNÉE ?

Mange suffisamment au déjeuner. Tu as besoin de carburant pour l'après-midi. La petite salade « healthy-light » à midi, c'est juste joli sur Instagram.

Mets en place un rituel bien-être à ton retour à la maison :

- **décompresse,** pose-toi 5 minutes, respire, allume une bouGIGIe.
- **déguste** une petite collation, assise, sans rien faire d'autre.

QU'EST-CE QUE JE MANGE SI J'AI FAIM ENTRE LES REPAS ?

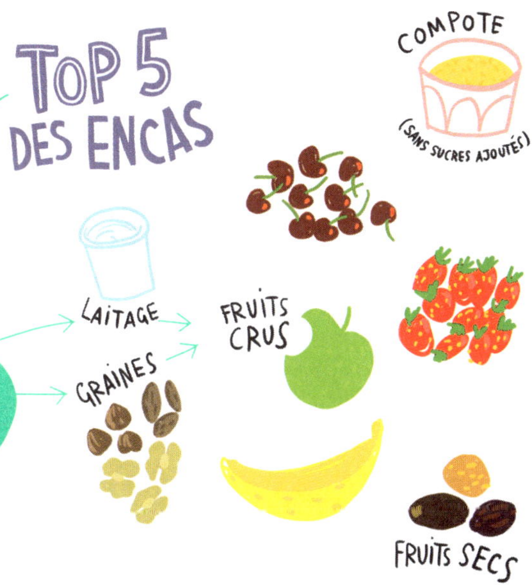
TOP 5 DES ENCAS
COMPOTE
(SANS SUCRES AJOUTÉS)
LAITAGE
FRUITS CRUS
GRAINES
FRUITS SECS

ASSOCIE le fruit à un laitage ou à quelques amandes. Manger un fruit seul peut ouvrir l'appétit et provoquer une hypoglycémie réactionnelle.

Sois sympa avec ton corps, *il te le rendra bien.*

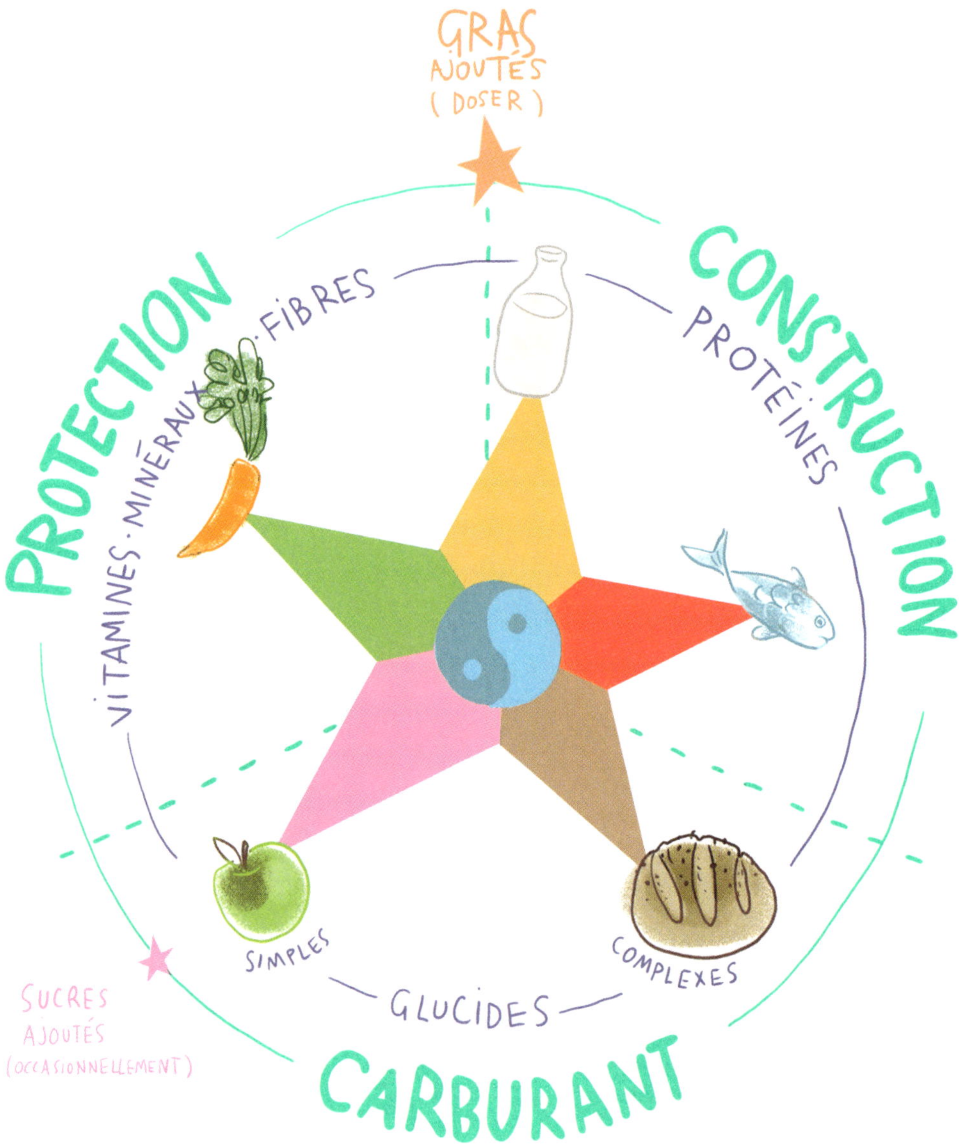
GRAS
AJOUTÉS
(DOSER)
PROTECTION
VITAMINES · MINÉRAUX · FIBRES
CONSTRUCTION
PROTÉINES
CARBURANT
GLUCIDES
SIMPLES
COMPLEXES
SUCRES
AJOUTÉS
(OCCASIONNELLEMENT)

Les recommandations nutritionnelles **évoluent**. Fais-en autant. Laisse béton le bien-faire. **Libère-toi** pour trouver tes propres potions magiques et ton chemin vers le bien-être. **Dézoome**, fais un peu plus au feeling, selon tes goûts, les saisons, tes humeurs et tes activités. Tous les aliments font partie d'une alimentation harmonieuse. Fractionner n'est pas grignoter. L'équilibre est en mouvement et ne se joue pas sur un repas, ni même une journée. **Cap sur l'étoile alimentaire !**

Libère-toi du dogme
une seconde,
et que ça saute !
— MC Solaar

CROYANCE

#2

Omniprésent *dans notre alimentation, le sucre est accusé de bien des maux. Il se cache partout, et sous de* **nombreuses formes**, *le perfide ! Dans les aliments industriels notamment, ce qui n'aide pas à se rendre compte de la quantité de sucre que nous ingérons. On dit que c'est une drogue-doudou-poison avec laquelle on s'intoxique à petit feu. Le sucre est associé à l'excès, à la compulsion, à un plaisir coupable.*
Mais quelle est cette force maléfique qui me pousse à manger du sucre ?

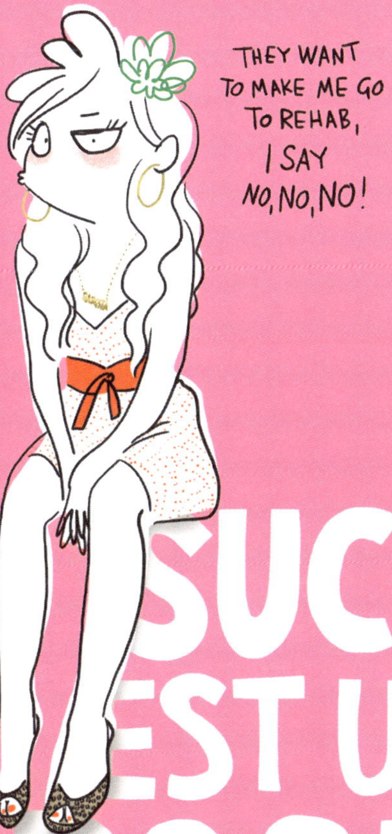
THEY WANT TO MAKE ME GO TO REHAB, I SAY NO, NO, NO!

LE SUCRE, C'EST UNE DROGUE

N'est-il pas culpabilisant de s'entendre dire qu'il faut absolument éviter le sucre ? C'est pourtant la douce saveur réconfortante de la petite enfance. Les bébés et même le fœtus in utero aiment le sucre. Ce n'est pas pour rien que la diversification alimentaire commence par les compotes de fruits...

Cependant, la mauvaise réputation du sucre est maintenant bien installée. Un nouveau monde sans sucre est en marche.

Mais de quels sucres parle-t-on ?

Doit-on tous les mettre dans le même panier ?... Non, bien sûr, car ils sont multiples et sont assimilés différemment par l'organisme. Tous n'ont pas le même impact sur notre santé !

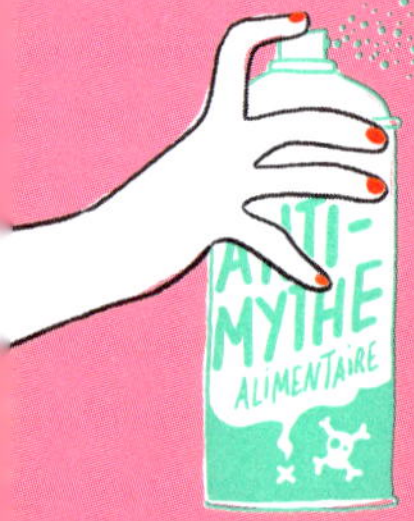

J'ai décidé d'être heureux parce que c'est bon pour la santé.
– Voltaire

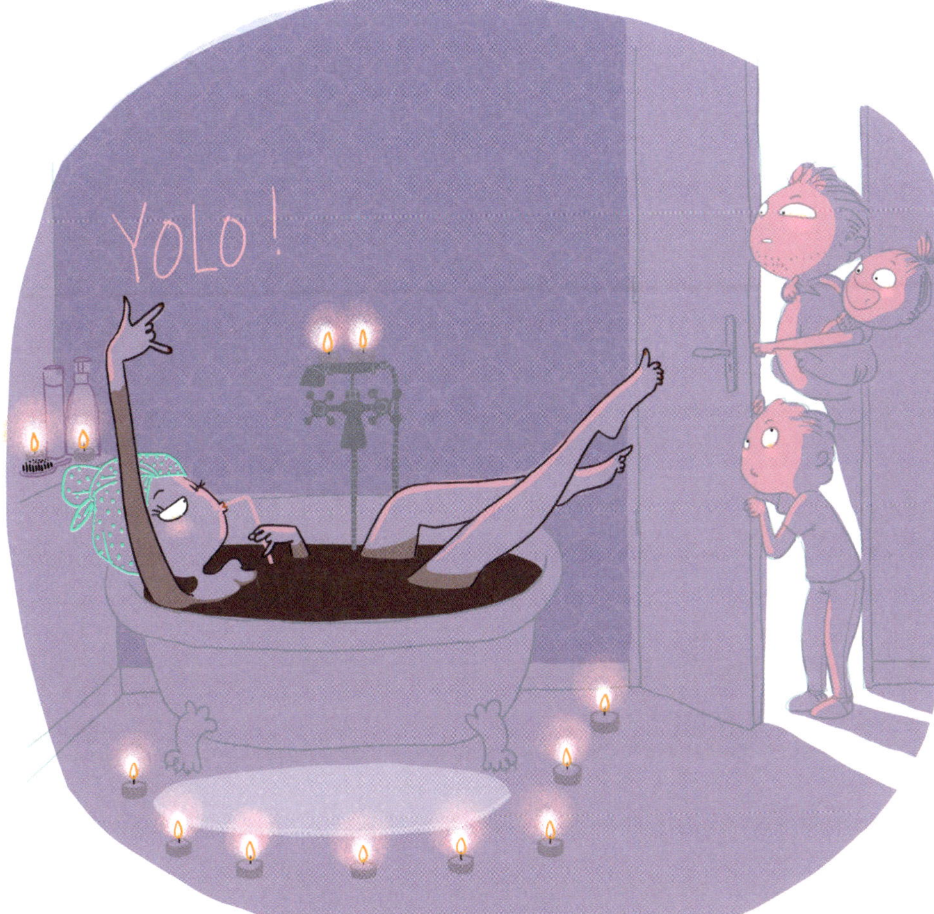

L'important est de ***comprendre*** *à quoi servent LES sucreS et comment les* ***utiliser*** *à bon escient.*

À QUELS SUCRES SE VOUER ?

★ **Les féculents.**
Ce sont des glucides complexes, assimilés lentement. Ils fournissent au corps l'**énergie** dont il a besoin pour bien fonctionner.

★ **Les fruits.**
Ce sont des glucides simples assimilés rapidement. Ce sont de bons alliés pour le transit digestif grâce aux fibres, pour la forme avec les **vitamines** et en cas de coup de pompe entre les repas.

★ **Les sucres doudou.**
C'est surtout pour le **plaisir**. Ils sont à consommer avec plus de modération.

Privilégier les sucres qui sont assimilés lentement (index glycémique bas) permet de :

★ limiter la sécrétion d'**insuline**[1] qui favorise le stockage du sucre ;
★ être **rassasiée** plus longtemps.

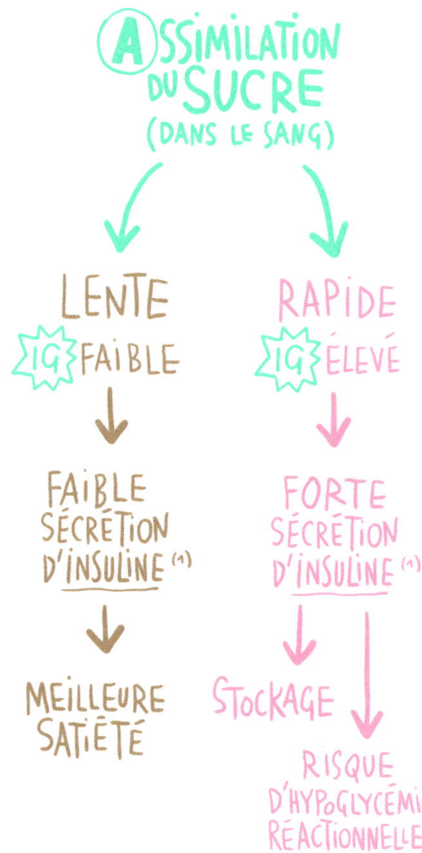

1. Insuline = hormone de régulation du sucre dans le sang
2. IG = index glycémique = assimilation du sucre dans le sang

*Les sucres en excès sont **stockés** sous forme de **gras**.*

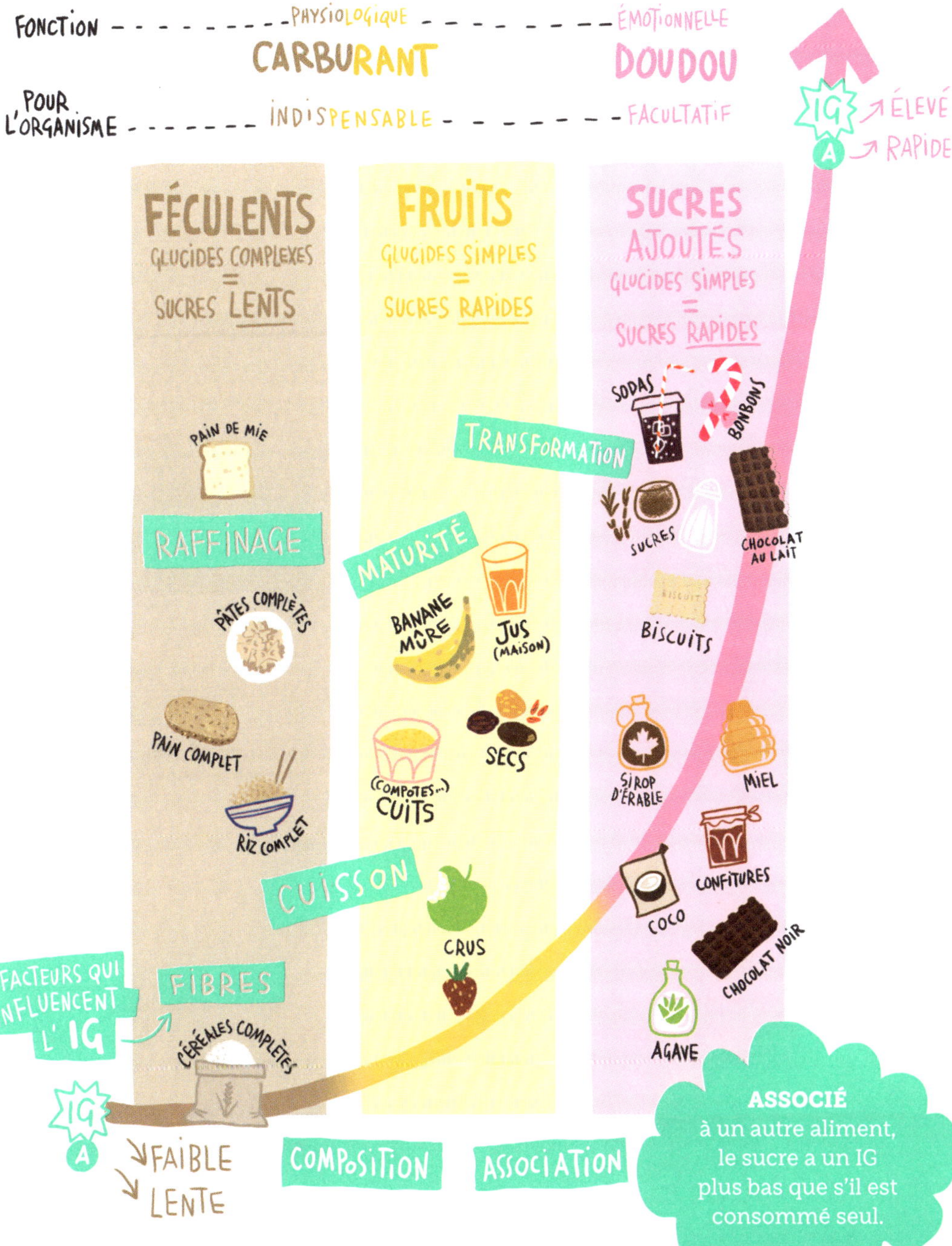
FONCTION
PHYSIOLOGIQUE
ÉMOTIONNELLE
CARBURANT
DOUDOU
POUR L'ORGANISME
INDISPENSABLE
FACULTATIF
IG ↗ ÉLEVÉ
A ↗ RAPIDE
FÉCULENTS
GLUCIDES COMPLEXES = SUCRES LENTS
FRUITS
GLUCIDES SIMPLES = SUCRES RAPIDES
SUCRES AJOUTÉS
GLUCIDES SIMPLES = SUCRES RAPIDES
SODAS
BONBONS
TRANSFORMATION
PAIN DE MIE
SUCRES
CHOCOLAT AU LAIT
RAFFINAGE
MATURITÉ
PÂTES COMPLÈTES
BISCUITS
BANANE MÛRE
JUS (MAISON)
PAIN COMPLET
SECS
SIROP D'ÉRABLE
MIEL
(COMPOTES...) CUITS
RIZ COMPLET
CONFITURES
CUISSON
COCO
CRUS
CHOCOLAT NOIR
FACTEURS QUI INFLUENCENT L'IG
FIBRES
CÉRÉALES COMPLÈTES
AGAVE
IG ↘ FAIBLE
A ↘ LENTE
COMPOSITION
ASSOCIATION
ASSOCIÉ à un autre aliment, le sucre a un IG plus bas que s'il est consommé seul.

BESOIN DE RIEN, ♫ ENVIE DE SUCRE !

S.O.S.
J'AI BESOIN D'UN
"SHOOT" RÉCONFORT.

Les envies de sucre ont toutes une histoire à raconter en lien avec des **ÉMOTIONS**. C'est le sucre qui réconforte et permet de **sécréter les hormones du bonheur**. Ça n'a donc rien d'étonnant si tu te jettes sur les biscuits et/ou le chocolat. D'autre part, **tu as peut-être FAIM**, tu es en **hypoglycémie**, ce qui intensifie ton envie de sucre. Ton corps te réclame du carburant.

SI JE COMMENCE,
JE NE PEUX PLUS
M'ARRÊTER.

Tu es en roue libre, tu fais autre chose en même temps sans te rendre compte de la quantité avalée.
Un gâteau, c'est du plaisir. Dix gâteaux, c'est du déplaisir.
La culpabilité te rajoute un stress qui te fait tomber dans un cercle vicieux autopunitif.

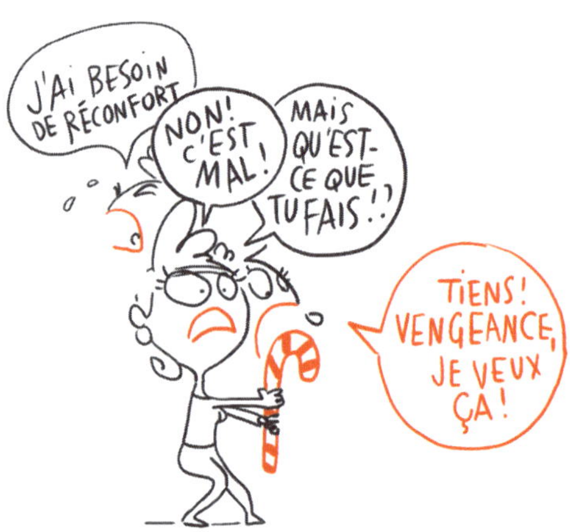
J'AI BESOIN DE RÉCONFORT
NON ! C'EST MAL !
MAIS QU'EST-CE QUE TU FAIS !?
TIENS ! VENGEANCE, JE VEUX ÇA !

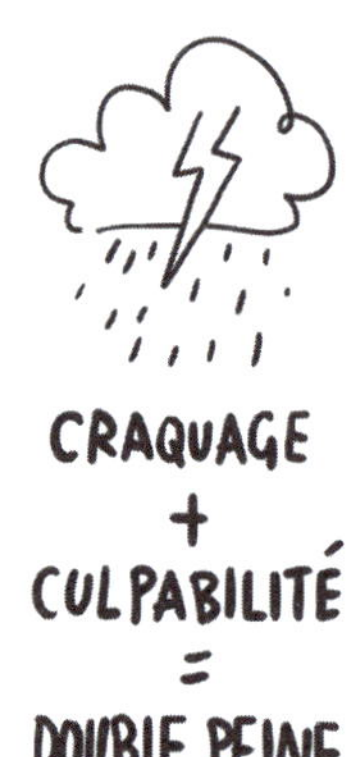
CRAQUAGE
+
CULPABILITÉ
=
DOUBLE PEINE

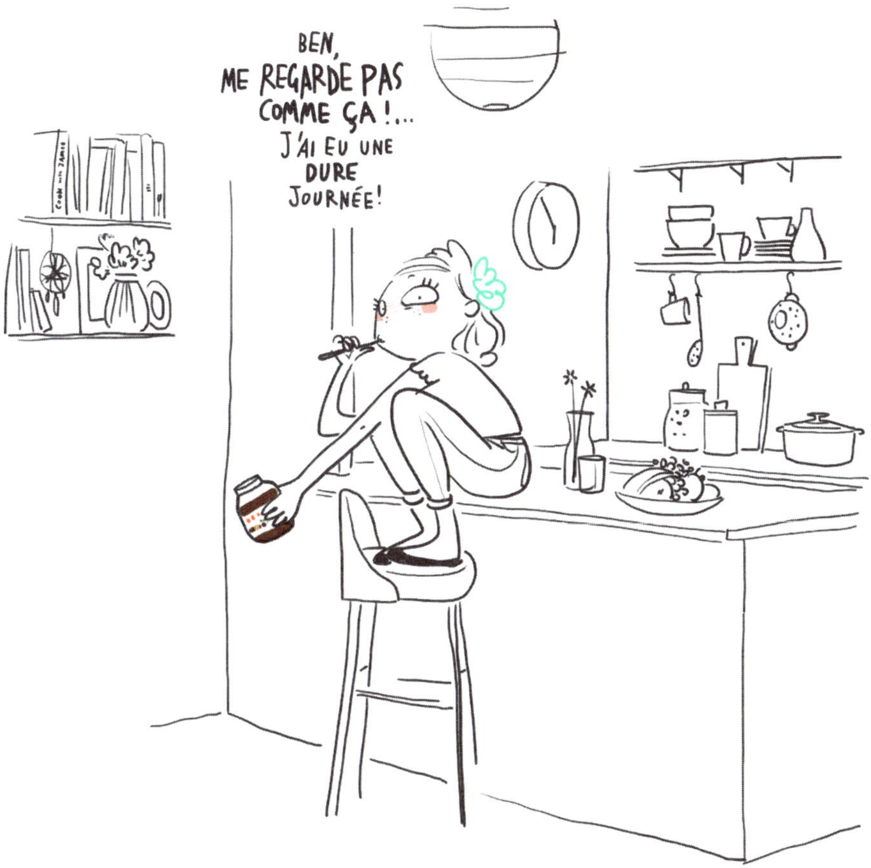
BEN, ME REGARDE PAS COMME ÇA !... J'AI EU UNE DURE JOURNÉE !

RESPIRE

Culpabiliser ne résout rien ! Autorise-toi une pause réconfort quand tu en as besoin. **C'est l'excès qui est mauvais pour l'organisme et l'estime de soi.** Rassure-toi, il y a des **astuces** pour gérer ces moments de crise. → pp. 32, 124, 126. *Keep calm and Gigi on.*

*Une attitude **bienveillante** envers soi-même a un impact positif sur le corps.*

LA BANANE, ÇA FAIT GROSSIR !

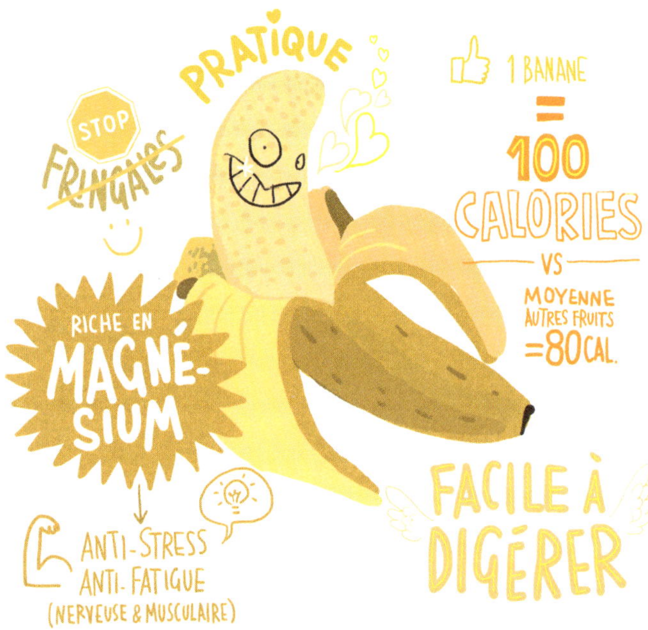
PRATIQUE
STOP
FRINGALES
1 BANANE = 100 CALORIES
VS
MOYENNE AUTRES FRUITS =80 CAL.
RICHE EN MAGNÉSIUM
ANTI-STRESS
ANTI-FATIGUE
(NERVEUSE & MUSCULAIRE)
FACILE À DIGÉRER

La banane est un excellent fruit, trop souvent diabolisé, alors que nous avons toutes à gagner à en manger une par jour !

- **Elle contient de l'amidon**, un sucre **assimilé lentement** et grâce auquel tu seras calée, contrairement aux autres fruits.
- **Riche en magnésium** qui agit sur le **système nerveux**, donc le stress. Elle économise la cure de magnésium aux carencées.

Dans la catégorie sucre, elle est l'atout de choc en cas de baisse d'énergie ou avant ton cours de fitness. Oublie les boissons sucrées et opte plutôt pour la banane. **Tu éviteras l'hypoglycémie réactionnelle** qui te viderait de ton énergie en deux secondes. Si tu te demandes toujours **comment gérer les S.O.S.** et gros craquages de fin de journée, **GO BANANA** ! Moral au beau fixe sans stress ni coup de pompe.

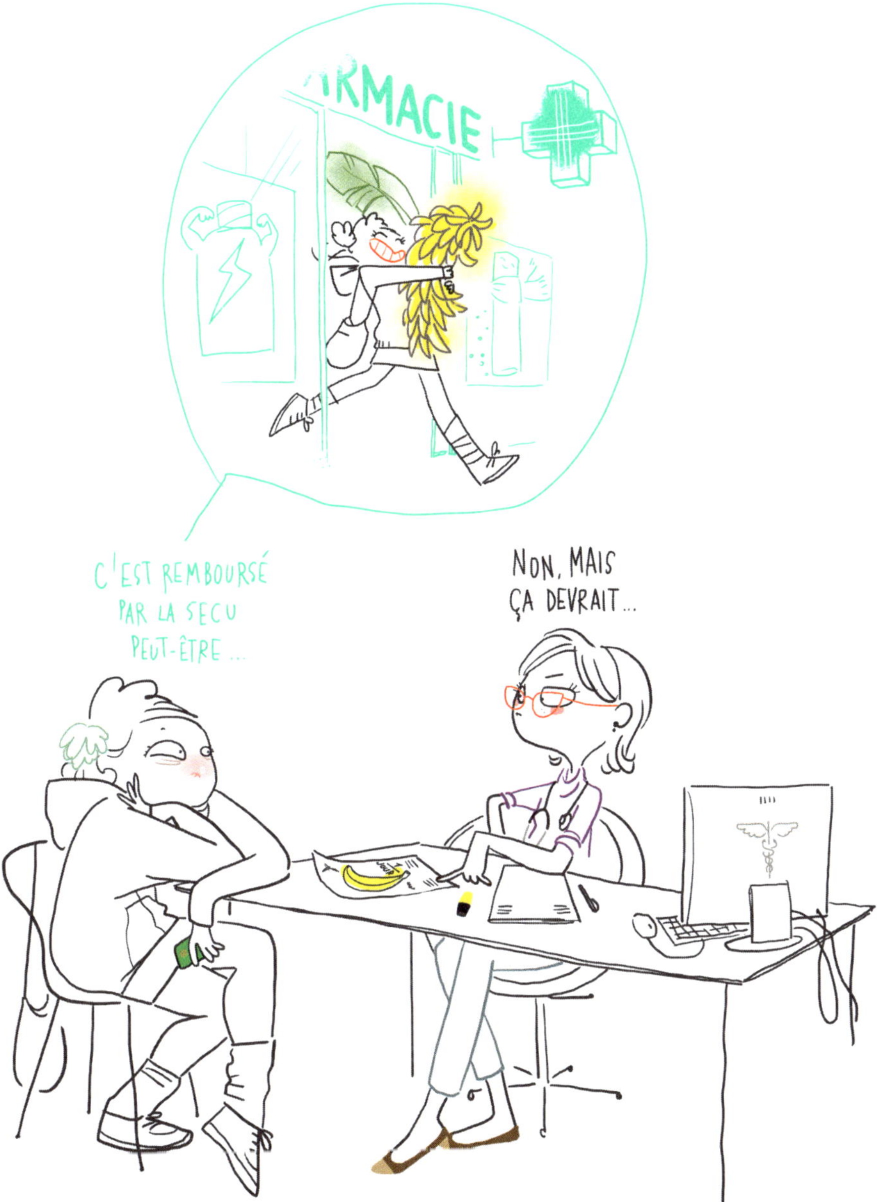
RMACIE
C'EST REMBOURSÉ PAR LA SECU PEUT-ÊTRE ...
NON, MAIS ÇA DEVRAIT...

O— Une banane par jour : **adieu, fringale** !

Privée de Dessert

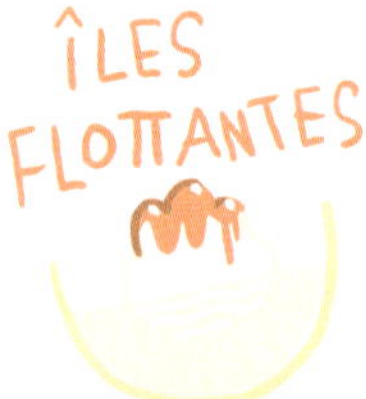

Si tu veux punir quelqu'un, prive-le de dessert! Cette bonne vieille ruse moyenâgeuse marche particulièrement bien avec les enfants. Et on se demande **pourquoi on culpabilise** de manger du sucre quand on est « grand »...

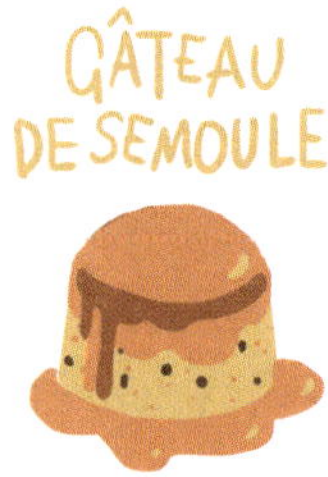

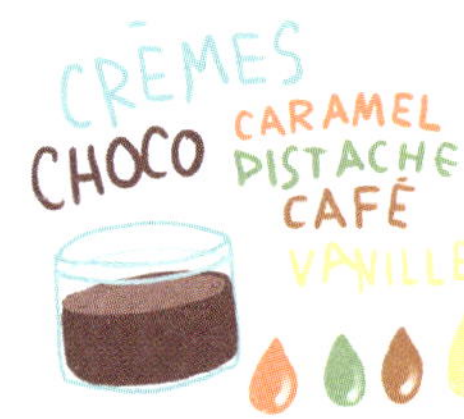

Mais pourquoi un dessert? C'est très culturel, et très français, cette notion de dessert. Et après tout, **ce n'est pas obligatoire**, surtout si tu n'as plus faim! C'est encore une croyance de penser qu'un repas équilibré se termine immanquablement par un dessert!

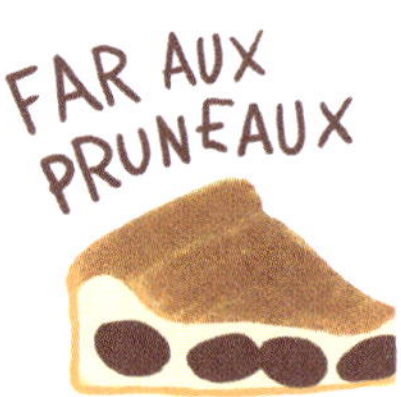

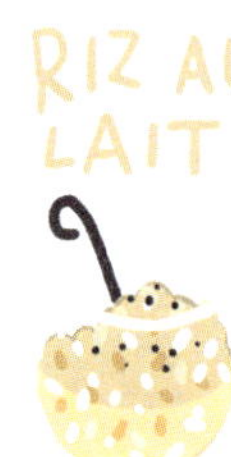

Certains ne peuvent pas s'en passer. Finir un repas sans une petite note sucrée les déprime... Alors, si pour toi comme pour moi, le dessert, c'est davantage du plaisir que de la faim, tu trouveras parmi mes **desserts maison** simples et légers une alternative aux yaourts et aux fruits.

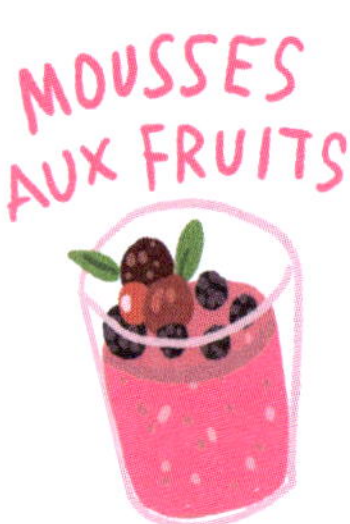

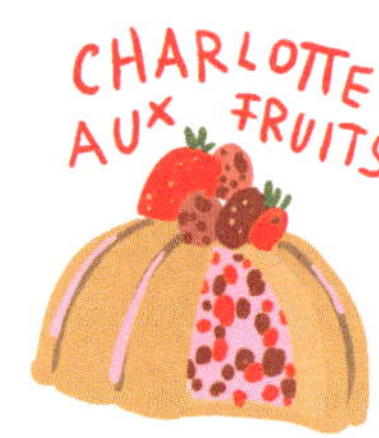

CASSE LE MODE ROBOT

Fais une pause de 10 minutes après le plat principal et demande-toi :

- as-tu encore faim ?
- as-tu 100 % envie d'un dessert ?

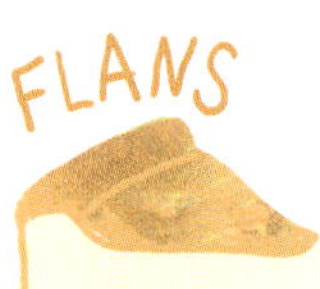

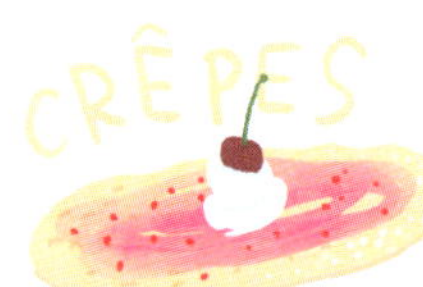

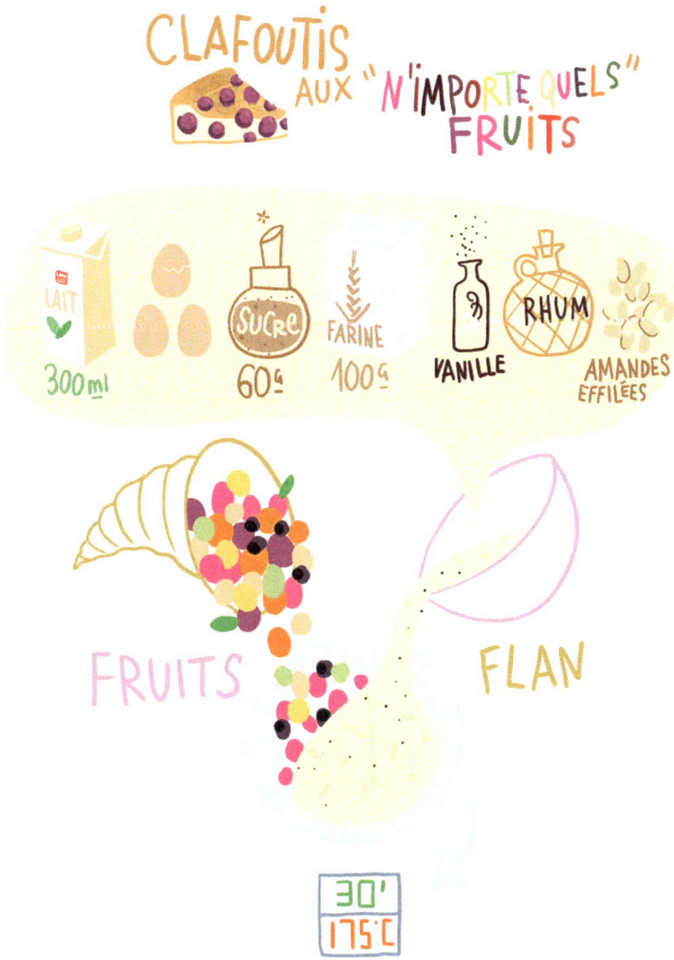
CLAFOUTIS
AUX "N'IMPORTE QUELS" FRUITS
LAIT
300 ml
SUCRE
60 g
FARINE
100 g
VANILLE
RHUM
AMANDES EFFILÉES
FRUITS
FLAN
30'
175 °C

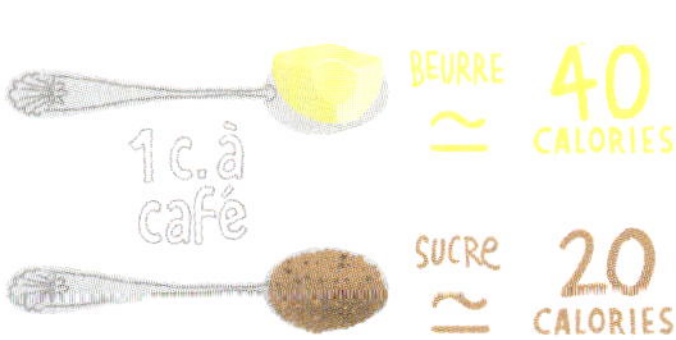
1 c. à café
BEURRE
≃
40
CALORIES
SUCRE
≃
20
CALORIES

Diminue les doses de sucre et de gras.
Ce qui apporte les calories dans un dessert, c'est davantage la matière grasse que le sucre. Du pur plaisir qui ne mérite pas d'être banni de ton alimentation. Ne me remercie pas ! **Un peu de douceur dans ce monde de brutes, ça n'est pas du luxe.**

O→ Inutile de se frustrer !

Croyance #2

JEU #SUGARCRUSH

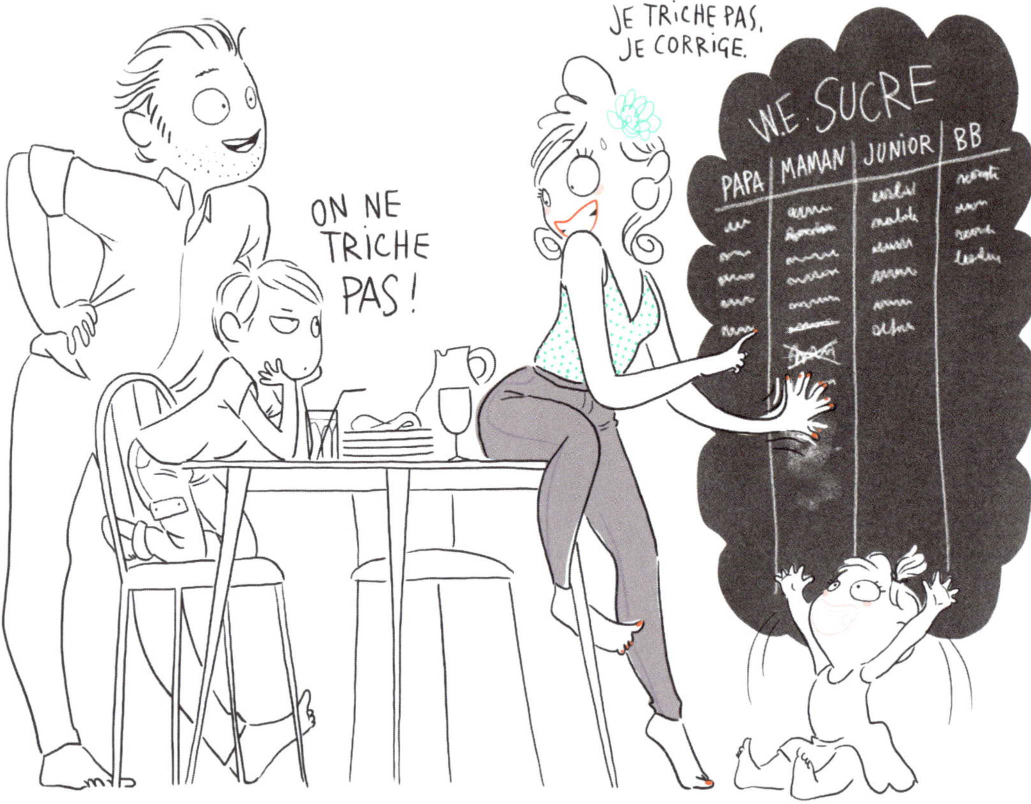

ON NE TRICHE PAS !
JE TRICHE PAS, JE CORRIGE.
W.E. SUCRE
PAPA
MAMAN
JUNIOR
BB

Le sucre plaisir, oui… mais combien ?

Retrouve les règles du jeu en ligne : mercigigi.com

Le sucre est l'aliment dont on parle le plus,
mais qu'il faudrait soi-disant manger le moins !
En définitive, il ne s'agit pas de se sevrer
du sucre mais plutôt d'en faire **bon usage**.
Il est important de bien différencier le sucre
doudou du sucre carburant. Les deux sont
tes amis, mais ils n'ont pas la même **fonction**.
Une **bonne répartition** des sucres dans
la journée régulera tes fringales. → p. 43
Ainsi, le sucre doudou reprendra sa juste
place : une fois de temps en temps,
et rien que pour le plaisir !

Une once de pratique
vaut mieux que des
tonnes de discours.
— Gandhi

CROYANCE

#3

Encore un gros mythe : les féculents sont à supprimer pour maigrir ou garder la ligne. *Seuls les sportifs et les hommes y ont droit. Ils ont besoin de force, EUX ! Non mais… je rêve ! Faut-il continuer à diaboliser les pâtes, le pain, les pommes de terre, et se contenter de les cuisiner pour nos maris et nos enfants ? Quitte à craquer de temps en temps pour un plat de pâtes et à culpabiliser pendant trois jours ?*
Y a-t-il de **bons** et de **mauvais** féculents ?

LES FÉCULENTS FONT GROSSIR

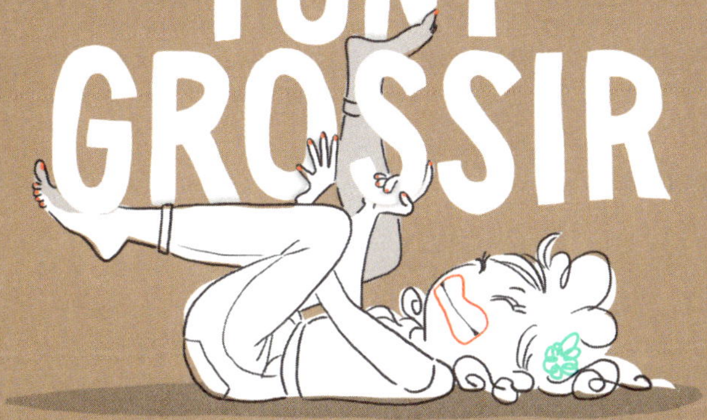

J'ai une bonne nouvelle pour toi, les féculents **ne font pas grossir** *et c'est même* **LE CARBURANT** *du corps, femmes, hommes et enfants confondus ! Sources de nutriments, et notamment de glucides de qualité, ils fournissent l'***énergie** *dont l'organisme a besoin pour bien fonctionner. Le cerveau en particulier est l'organe qui brûle le plus de calories.*

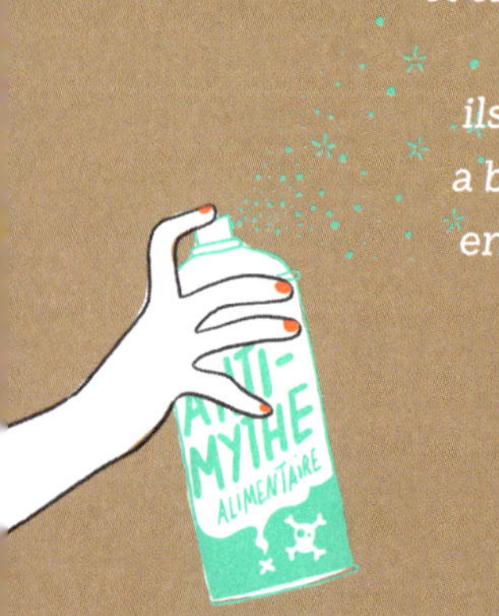

Délaisse les grandes routes, prends les sentiers.
— Pythagore

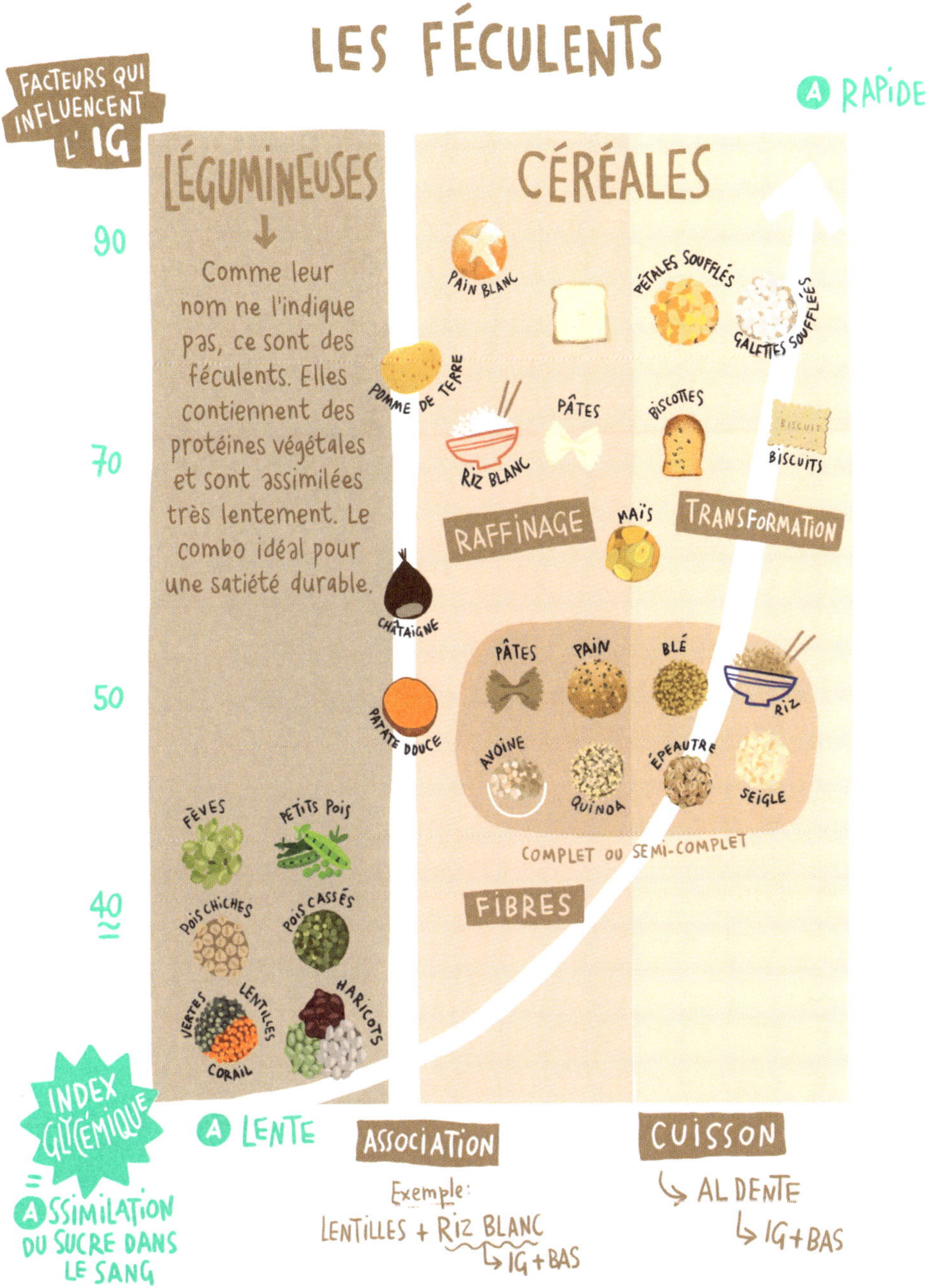

Les féculents, c'est **le gisement de carburants** de l'organisme.

DES FÉCULENTS OUI, MAIS PAS TROP ?

COMBIEN ?
C'est la seule fois que je te parlerai de QUANTITÉS avec autant de précision. Non pas pour te mettre la pression, mais au contraire te détendre… On a plutôt tendance à sous-estimer la quantité de féculents que l'on doit manger !

Ces quantités peuvent fluctuer d'un jour à l'autre, en fonction de tes besoins, de tes activités et de ta faim. Si elles te paraissent microscopiques par rapport à tes habitudes, pas de panique ! Voilà une occasion rêvée pour **te casser les mythes** avec une des clés pour manger moins, **la mastication.** → p. 114

Note que les hommes, les femmes et les enfants n'ont pas tous le même **métabolisme** :

- **un enfant** a besoin de féculents le soir, préférables aux protéines. → p. 78
- **un homme** aura peut-être besoin d'augmenter les quantités proposées.

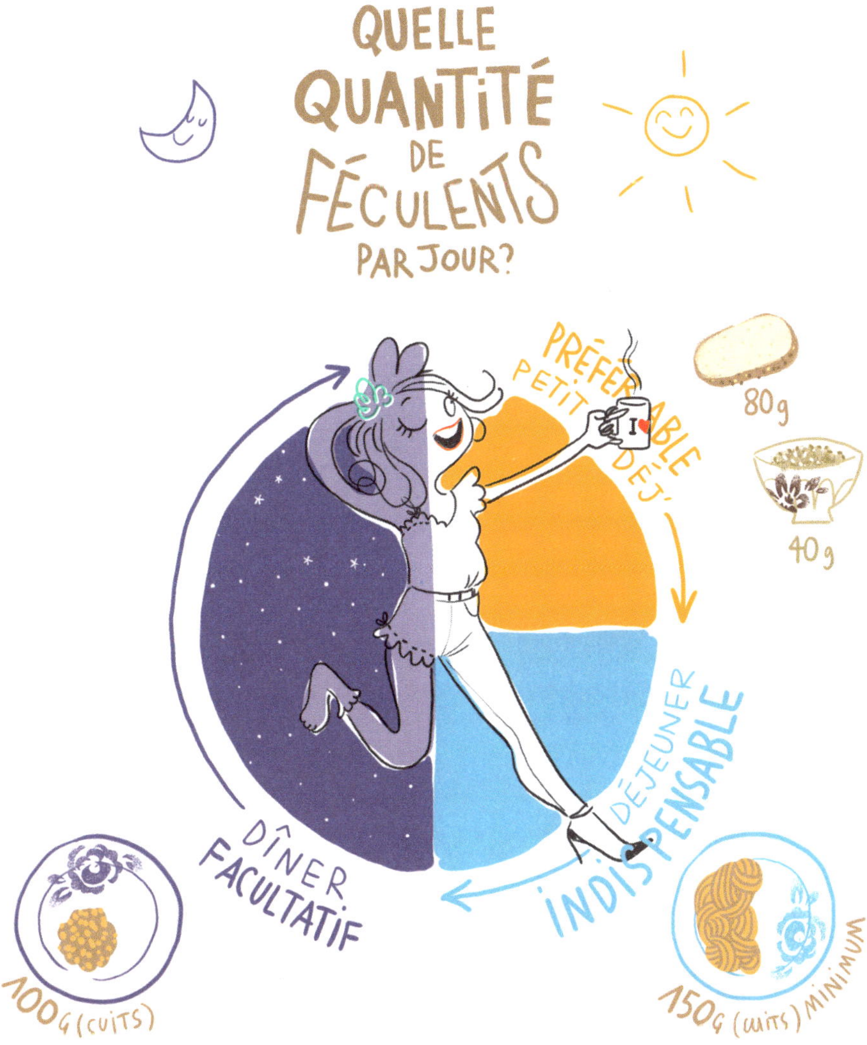
QUELLE QUANTITÉ DE FÉCULENTS PAR JOUR?
PRÉFÉRABLE
PETIT DÉJ'
80g
40g
DÉJEUNER
INDISPENSABLE
150g (cuits) minimum
DÎNER
FACULTATIF
100g (cuits)

Croyance #3

PÂTES OR NOT PÂTES ?

That is the (big) question !
Supprimer les féculents de son alimentation lorsqu'on veut perdre du poids est un réflexe archaïque et **contre-productif** !

Ton organisme va se rebeller et se mettre en mode stockage, c'est sa vengeance ! Et surtout, c'est la porte ouverte aux coups de barre de fin de journée. **C'est dans la journée que le corps a besoin d'énergie.**

Avec un plat de pâtes, **ton corps est content et tu te fais plaisir…**

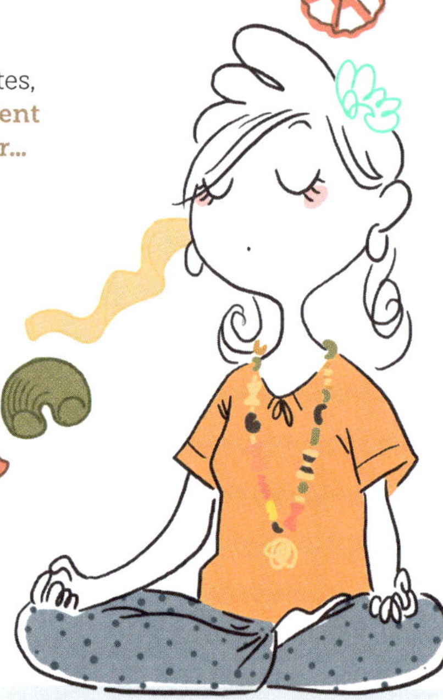

*Joins l'utile à l'**agréable**.*

ACTION

Je te propose une petite **expérience**, histoire de constater par toi-même que ce n'est pas du pipeau…

1. PRÉLIMINAIRES

Choisis un plat de pâtes qui te fait vraiment plaisir, simple et rapide à préparer.
Fusilli au saumon, spaghetti à la bolognaise, salade de pâtes… *go crazy!*

2. PRÉPARATION

Au déjeuner
Sers-toi avec amour une bonne assiette de pâtes.

3. DÉGUSTATION

Enjoy! Prends le temps de manger.
Assise, à table, sans rien faire d'autre.

4. OBSERVATION

Comment te sens-tu dans l'après-midi ?
As-tu des fringales ou des envies de grignoter ?
Te sens-tu ballonnée ? Comment se passent le retour à la maison et le dîner ?

5. COMPARAISON

Le lendemain
Remplace les pâtes par des légumes. N'ajoute aucun féculent à ton plat. Puis suis à nouveau chaque étape.

6. VERDICT

Alors, pâtes ou pas pâtes ?

Le Sandwich, c'est de la Junk Food ?

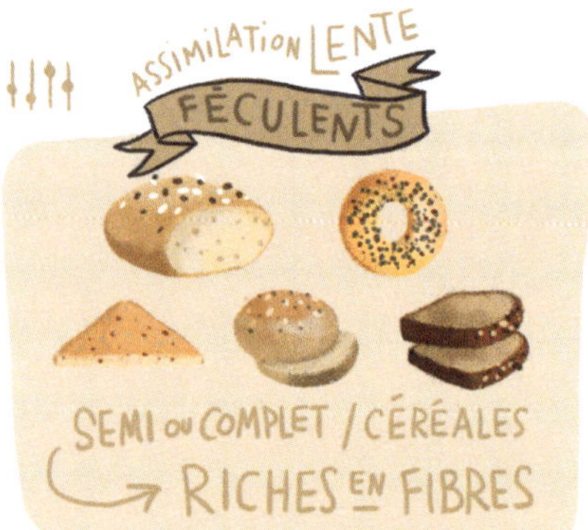

Le sandwich a vraiment une sale réputation. Nombreux sont ceux qui pensent que ce n'est pas équilibré, pas un vrai repas, voire de la junk food... L'option de secours quand on manque de temps à midi. On l'engloutit en cinq minutes, histoire que ce moment un peu honteux passe vite, au risque de s'étouffer ! On se l'autorise tout juste dans le pique-nique familial, boosté par la hola des enfants qui adorent manger avec les doigts !

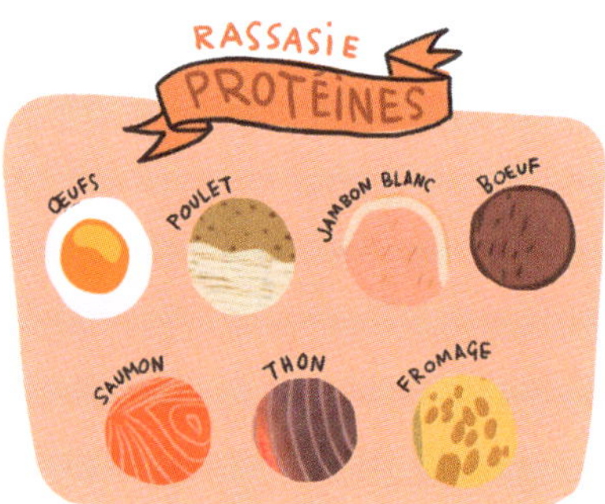

Et pourtant, c'est complet et pratique ! Et si tu veux vraiment la jouer « *healthy'dwish* » il y a l'embarras du choix et matière à laisser s'exprimer ton **potentiel créatif** !

Le dwich, c'est plutôt bien, à condition de prendre le temps de le manger tranquillement. → p. 114

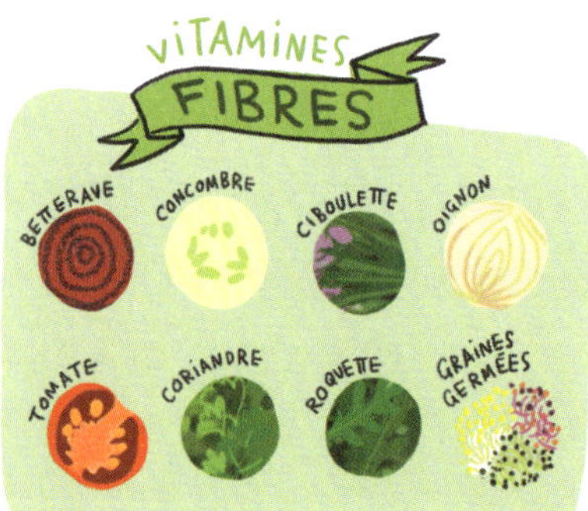

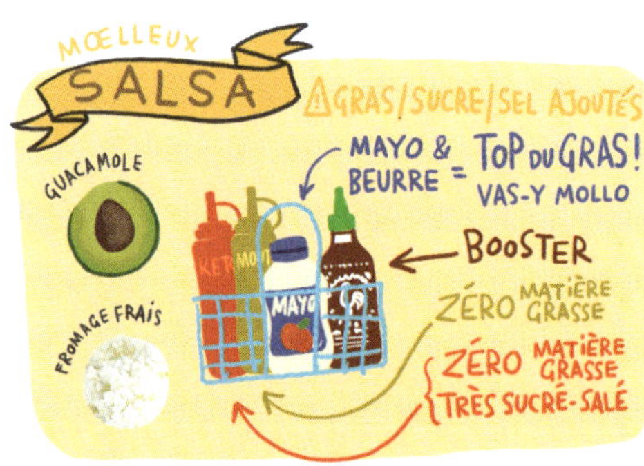

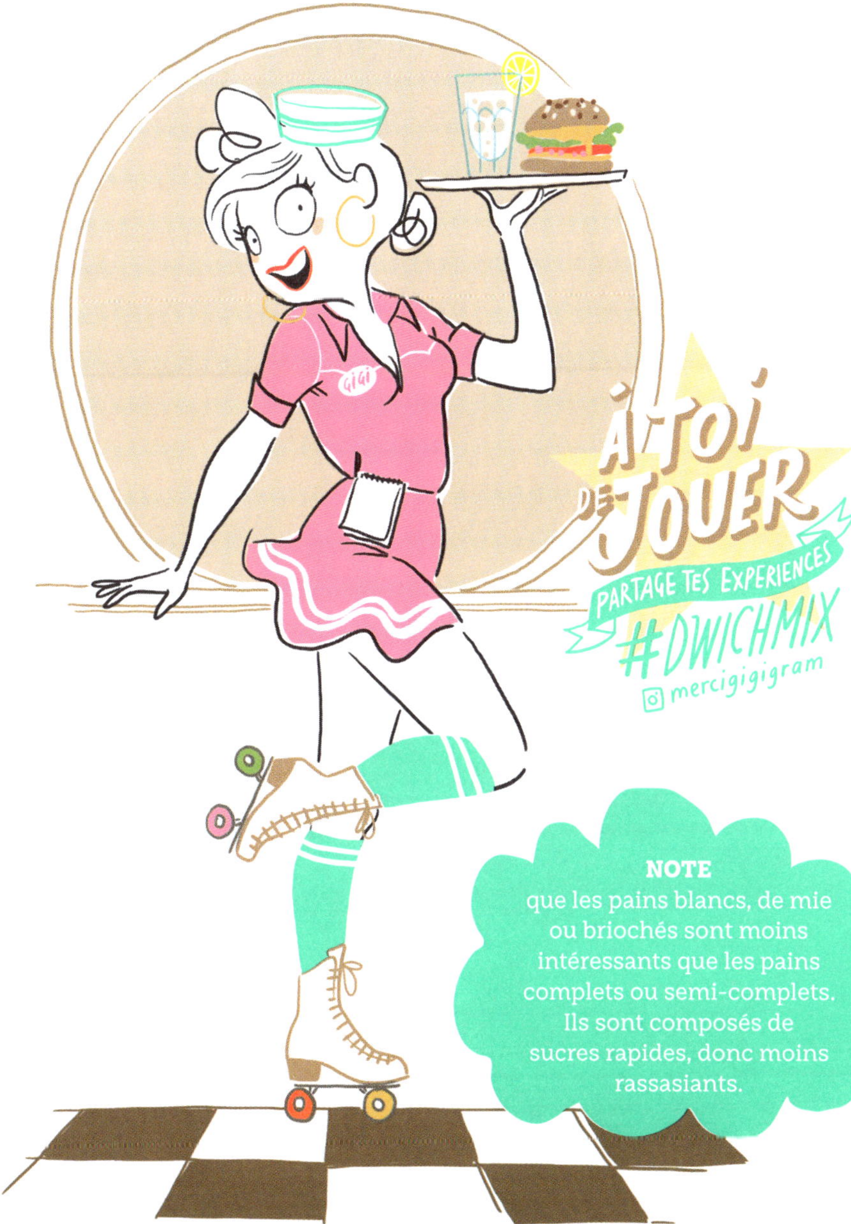

NOTE
que les pains blancs, de mie ou briochés sont moins intéressants que les pains complets ou semi-complets. Ils sont composés de sucres rapides, donc moins rassasiants.

un dwich = un repas

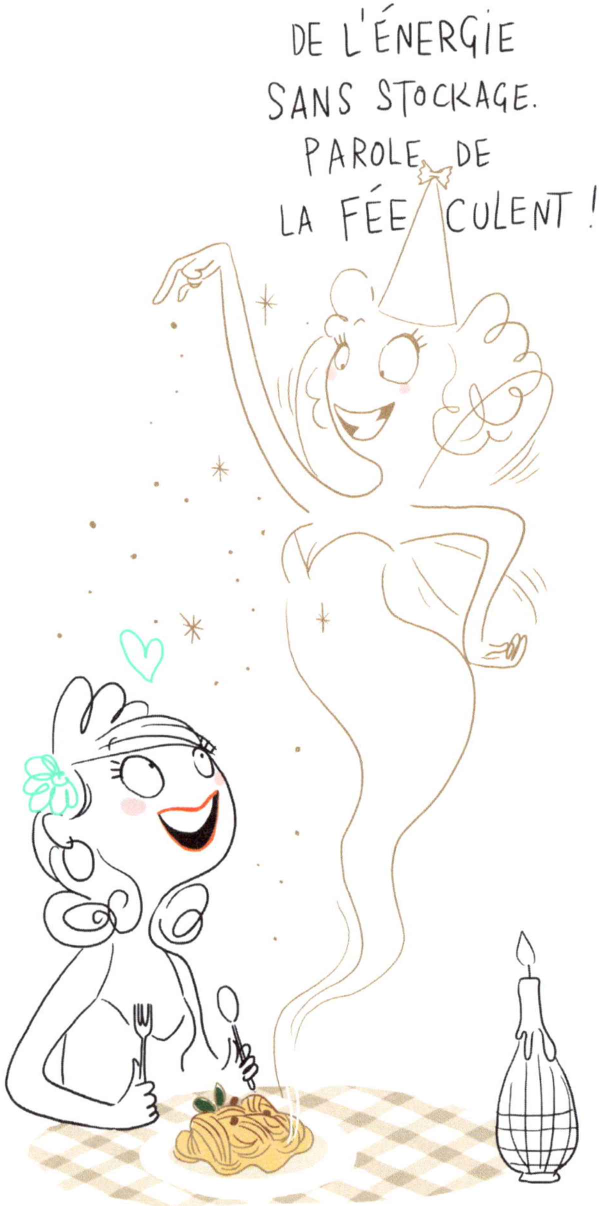
DE L'ÉNERGIE
SANS STOCKAGE.
PAROLE DE
LA FÉE CULENT !

Tout le monde a droit aux féculents ! Et surtout, **tout le monde en a besoin** ! Choisis les féculents que tu aimes (tant qu'à faire). Varie-les si ça te fait plaisir. Plus ils contiennent de **fibres**, plus leur index glycémique est bas, et plus tu seras rassasiée longtemps. Aussi fou que cela puisse paraître, **ce qui fait grossir**, c'est un **apport insuffisant** en féculents dans ton alimentation. Tes fringales sont en partie l'expression d'un **manque physiologique** de sucres. Si ton corps n'a pas eu la **bonne quantité de carburant** dans la journée, il te pousse à en consommer, et pas les bons ! Et, PAF ! Le piège.

> À propos de chaque désir, il faut se poser cette question : quel avantage en résultera-t-il si je ne le satisfais pas ?
> – Épicure

CROYANCE

#4

Le gras, c'est compliqué ! Entre **le mauvais** *et* **le bon gras,** *les matières grasses d'origines animales et végétales, les acides gras saturés, trans et polytrucmuches… comment s'y retrouver ? Jadis, être gras était gage de bonne santé. Aujourd'hui, c'est plutôt synonyme de risque cardio-vasculaire, de cholestérol et d'obésité… Dans le doute, on les supprime tous… mais est-ce une bonne idée ? Parce que les plats de ma grand-mère qui y va franco avec la crème et le beurre, c'est bon ! Et puis, à quoi ça sert, le gras ?*

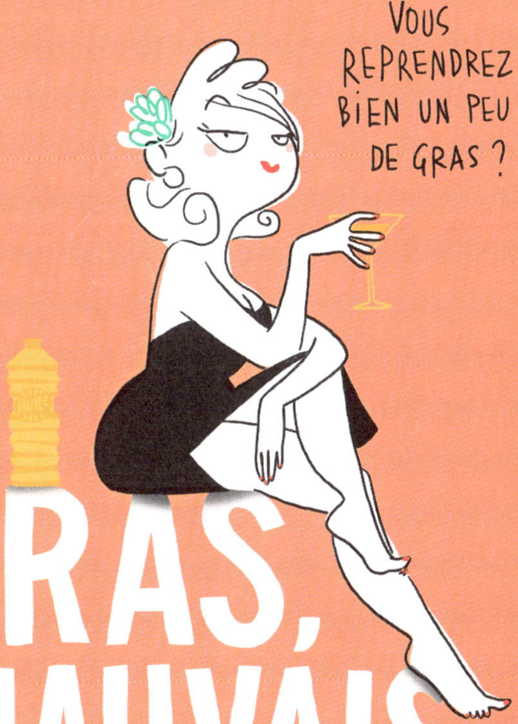

LE GRAS, C'EST MAUVAIS POUR LA SANTÉ

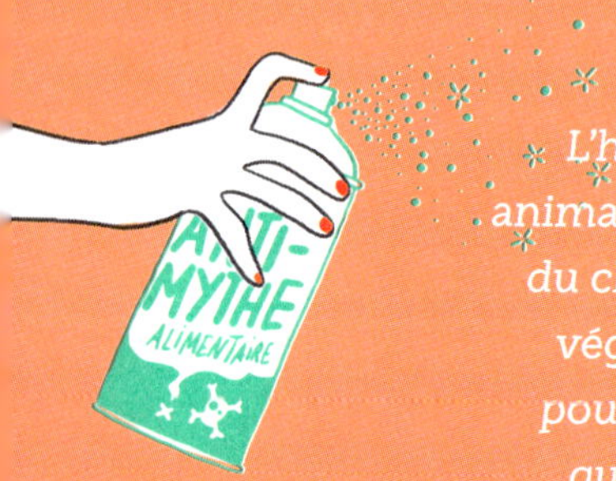

L'heure est à la chasse aux graisses animales car ce sont elles qui contiennent du cholestérol. Or, les matières grasses végétales, aussi bonnes soient-elles pour la santé, sont parfois plus riches que les matières grasses animales. Ton corps a besoin d'un minimum de gras tous les jours car il lui est ***utile****. Chacune de tes cellules est entourée d'une fine pellicule de gras qui la protège. Il est* ***indispensable*** *au bon fonctionnement de ton cerveau ; il contribue à la synthèse des hormones et facilite l'absorption des vitamines A, D, E et K. Alors, faut-il vraiment te priver de ta tartine beurrée au petit déj' ou d'une belle cuillerée de crème dans les pâtes ?*

Si la jeunesse se met à croire à ces conneries, on se dirige tout droit vers une génération de dépressifs ! Le gras, c'est la vie !
— Karadoc

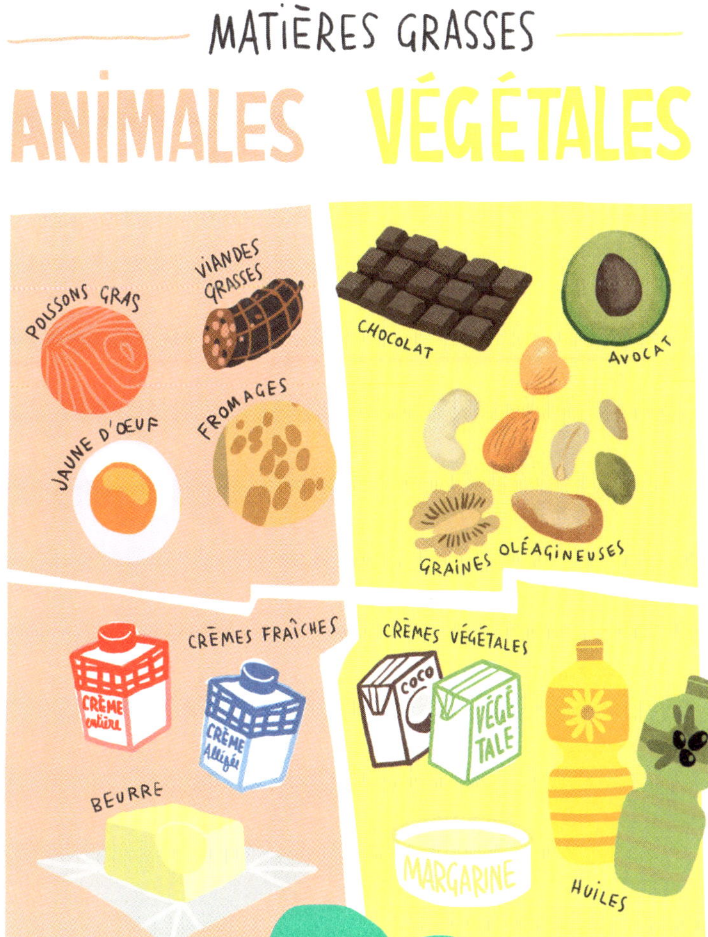

CHOLESTÉROL...
La moitié des hypercholestérolémies sont familiales. Un tiers du cholestérol provient de l'alimentation et deux tiers de ton foie qui le fabrique. Inutile de focaliser !

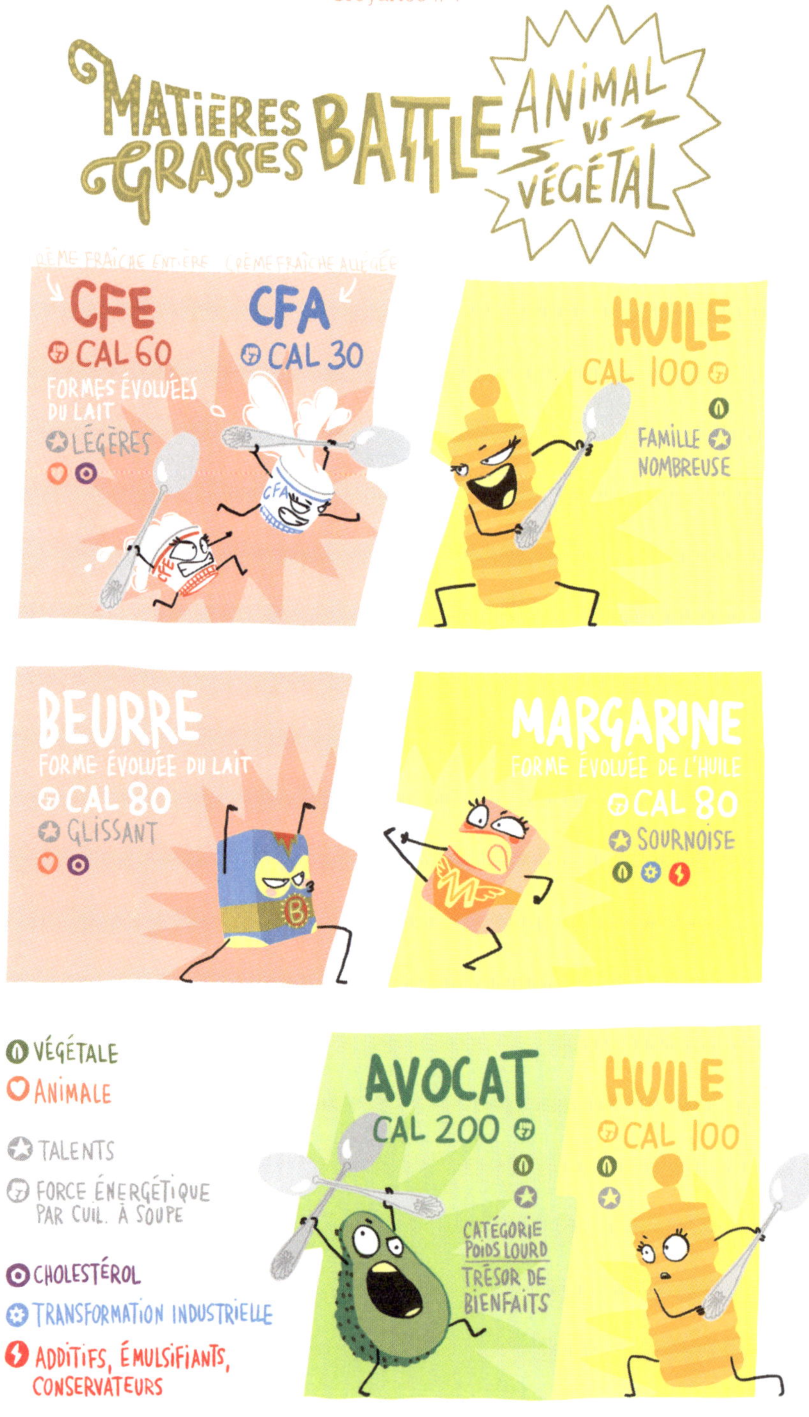
MATIÈRES GRASSES BATTLE
ANIMAL VS VÉGÉTAL
CRÈME FRAÎCHE ENTIÈRE
CRÈME FRAÎCHE ALLÉGÉE
CFE
CAL 60
FORMES ÉVOLUÉES DU LAIT
LÉGÈRES
CFA
CAL 30
CFE
CFA
HUILE
CAL 100
FAMILLE NOMBREUSE
BEURRE
FORME ÉVOLUÉE DU LAIT
CAL 80
GLISSANT
B
MARGARINE
FORME ÉVOLUÉE DE L'HUILE
CAL 80
SOURNOISE
M
VÉGÉTALE
ANIMALE
TALENTS
FORCE ÉNERGÉTIQUE PAR CUIL. À SOUPE
CHOLESTÉROL
TRANSFORMATION INDUSTRIELLE
ADDITIFS, ÉMULSIFIANTS, CONSERVATEURS
AVOCAT
CAL 200
CATÉGORIE POIDS LOURD
TRÉSOR DE BIENFAITS
HUILE
CAL 100

FAITES VOS JEUX !

À chaque matière grasse sa propre force.
Chacune possède des **atouts** et des **faiblesses**. À toi de choisir si tu **préfères** miser sur l'intérêt nutritionnel, l'apport énergétique ou le plaisir.

QUELLE HUILE CHOISIR ?

Elles sont toutes complémentaires.
Aucune huile ne possède la composition nutritionnelle parfaite, y compris l'huile d'olive réputée miraculeuse. L'idéal est de les varier selon tes goûts : huiles d'olive, de noix, de lin, de colza, de pépin de raisin… ou, plus simple encore, choisis un **mélange d'huiles**.

DOSE-MOI

LE BON QUOTA
EN MATIÈRE GRASSE AJOUTÉE =
1 cuil. à soupe d'huile
ou 10 g de beurre
ou 2 cuil. à soupe de crème
par repas et par personne.

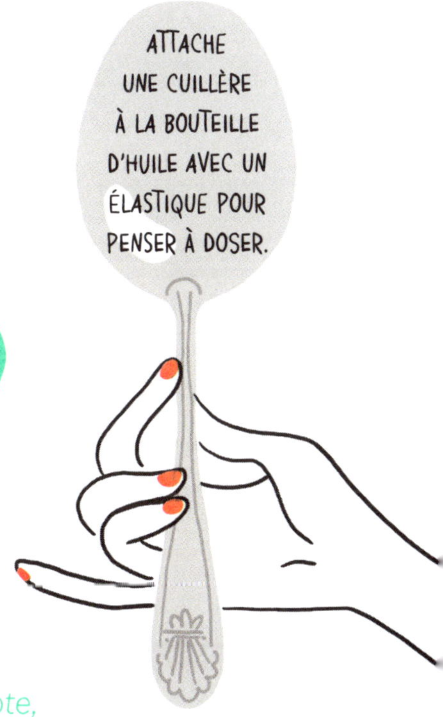
ATTACHE UNE CUILLÈRE À LA BOUTEILLE D'HUILE AVEC UN ÉLASTIQUE POUR PENSER À DOSER.

*Ce qui compte, c'est de **doser** le gras ajouté.*

Les plats mijotés, c'est gras

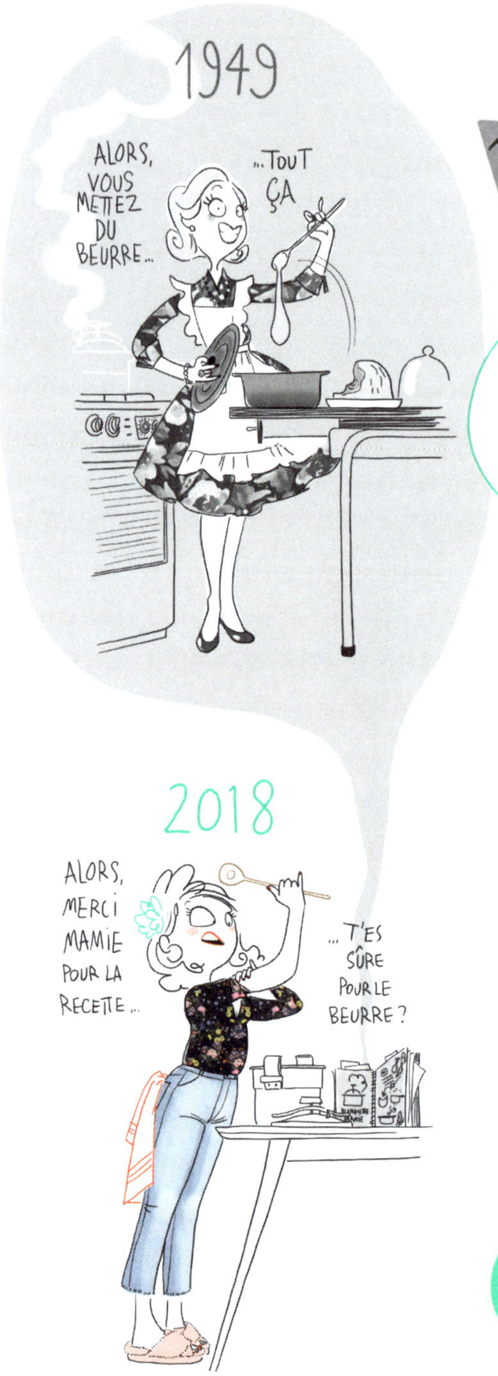
1949
ALORS, VOUS METTEZ DU BEURRE...
...TOUT ÇA
2018
ALORS, MERCI MAMIE POUR LA RECETTE...
...T'ES SÛRE POUR LE BEURRE ?

T'ES SYMPA, MA COCOTTE, MAIS MOI JE TIENS À GARDER LA LIGNE ET C'EST PAS AVEC TES PLATS DE GRAND-MÈRE QUE ÇA VA LE FAIRE

Diminue les quantités de gras indiquées dans les recettes, je te garantis que ça marche aussi bien, les calories en moins. Pas besoin d'en mettre des tonnes pour que ce soit bon. Le seul risque que tu prends, c'est que ta grand-mère se retourne dans sa tombe !

L'intérêt de la cuisine maison est de maîtriser la quantité de gras. Sans compter la satisfaction d'avoir pris le temps de t'être préparé un bon p'tit plat. Ne me dis pas que la conserve de raviolis ou le cordon-bleu surgelé, c'est le kif total !

BONNE NOUVELLE !
L'alcool dans les plats mijotés, c'est zéro calorie car, la plupart du temps, il s'évapore à la cuisson. Alors vas-y pour le coup de blanc dans la blanquette !

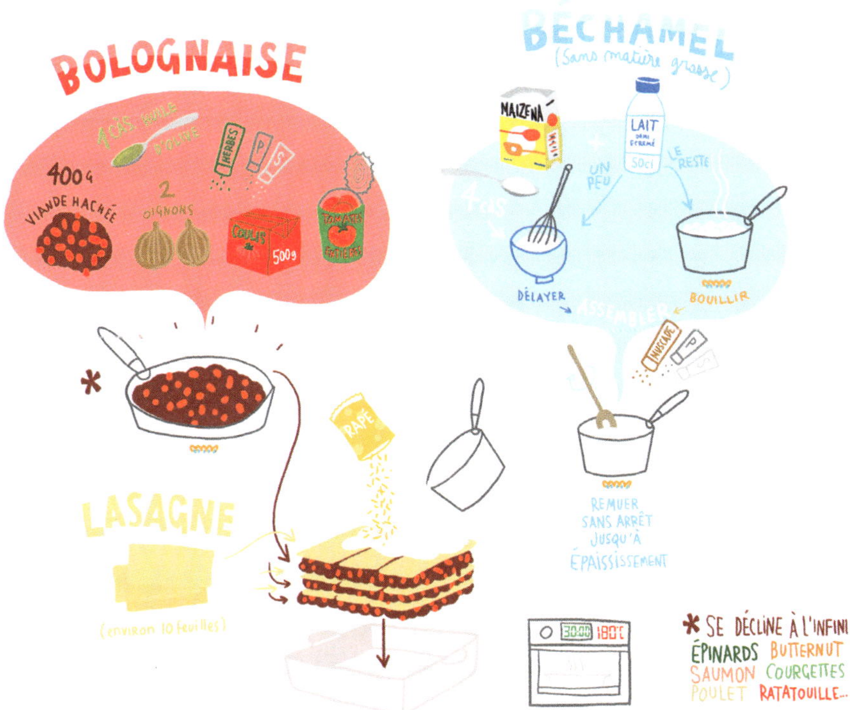
BOLOGNAISE
4 càs. huile d'olive
HERBES
P
S
400 g
VIANDE HACHÉE
2
OIGNONS
COULIS
500 g
TOMATES PELÉES
BÉCHAMEL
(Sans matière grasse)
MAIZENA
LAIT
50 cl
UN PEU
LE RESTE
4 càs
DÉLAYER
BOUILLIR
ASSEMBLER
MUSCADE
P
S
RÂPÉ
LASAGNE
(environ 10 feuilles)
REMUER
SANS ARRÊT
JUSQU'À
ÉPAISSISSEMENT
30:00 180°C
* SE DÉCLINE À L'INFINI :
ÉPINARDS BUTTERNUT
SAUMON COURGETTES
POULET RATATOUILLE...

QUELQUES SUGGESTIONS DU CHEF

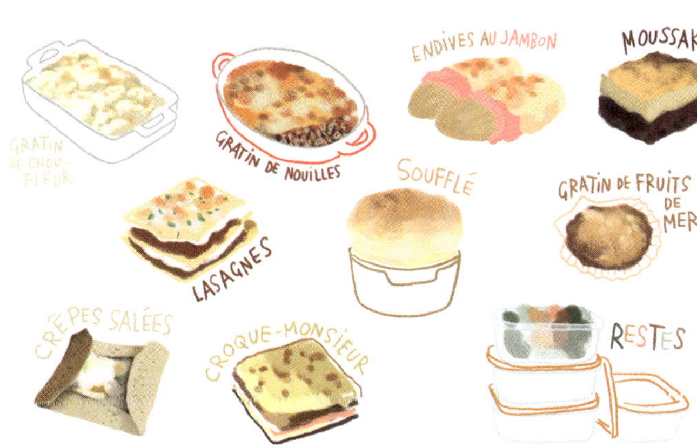
GRATIN DE CHOU-FLEUR
GRATIN DE NOUILLES
ENDIVES AU JAMBON
MOUSSAKA
SOUFFLÉ
GRATIN DE FRUITS DE MER
LASAGNES
CRÊPES SALÉES
CROQUE-MONSIEUR
RESTES

Quand c'est toi qui **cuisines**, c'est toi qui doses le gras !

LES ÉTIQUETTES, C'EST SUPER CHOUETTE !

> LIRE LES ÉTIQUETTES, ÇA ME DONNE BONNE CONSCIENCE. JE NE MANGE PAS LES YEUX FERMÉS !

On n'est pas à 20 calories près. Cible le 100 % plaisir ! As-tu vraiment envie de décrypter l'étiquette de tes gâteaux préférés pour avoir confirmation que c'est du gras et du sucre ? Autant acheter un fouet !

> SI C'EST BIO, VEGAN, SANS GLUTEN… C'EST FORCÉMENT BIEN !

L'habit ne fait pas le moine. Le gras se glisse partout, y compris au rayon bio. L'apport énergétique vient principalement des matières grasses. Si ta préoccupation est d'acheter naturel et sain, jette un œil à la liste des ingrédients. Plus c'est long, moins c'est bon !

Valeurs nutritionnelles moyennes pour 100 g

Énergie	959 kJ 22[illegible]
Matières grasses	**10 g**
dont acides gras saturés	[illegible]
Glucides	26 g
dont sucres	3,6 g
Fibres alimentaires	6,2 g
Protéines	5,7 g
Sel	0,88 g

=

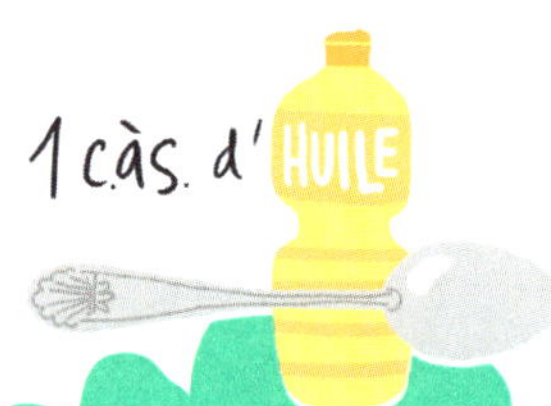

PRIVILÉGIE les produits contenant moins de 10 g de lipides (matière grasse) pour 100 g. Et c'est tout !

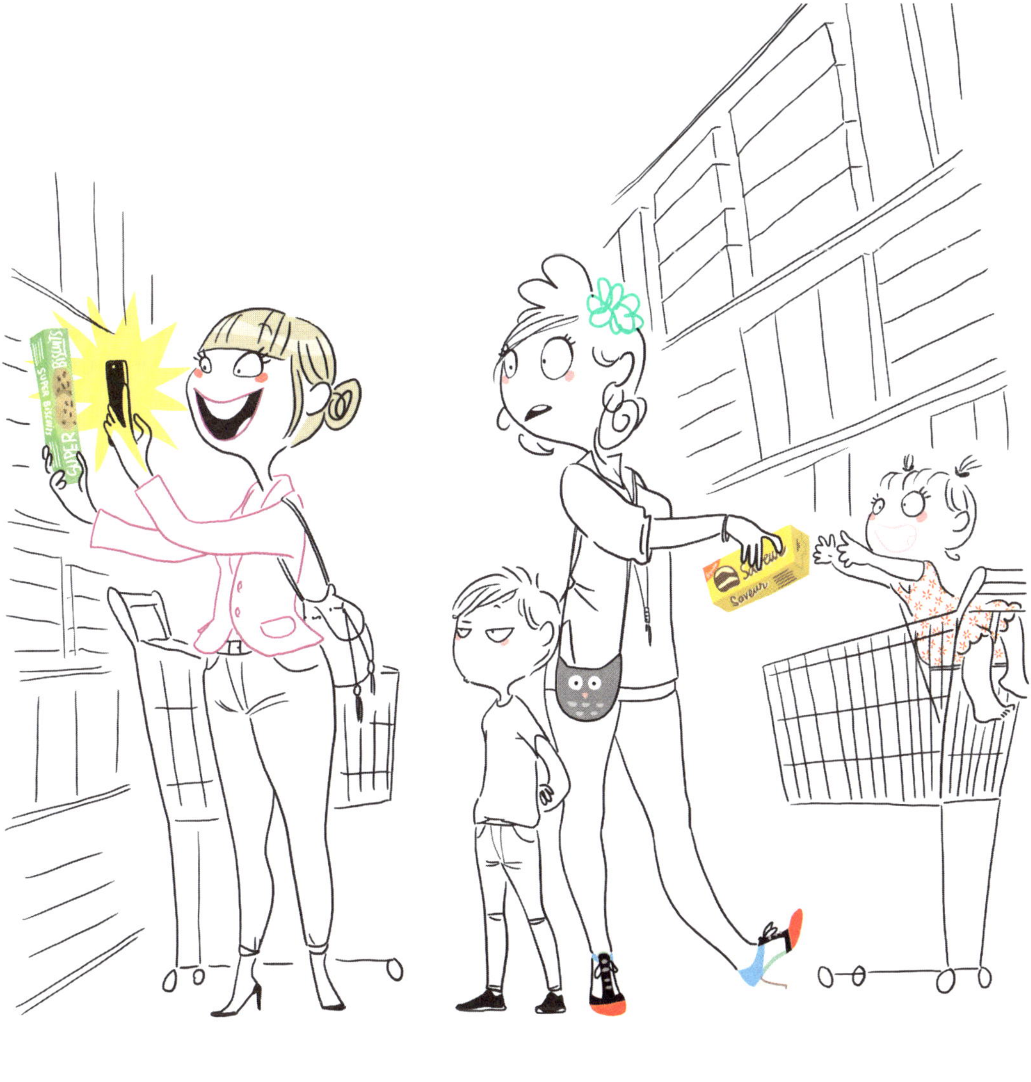

O⟶ Lâche ton phone et **dézoome** !

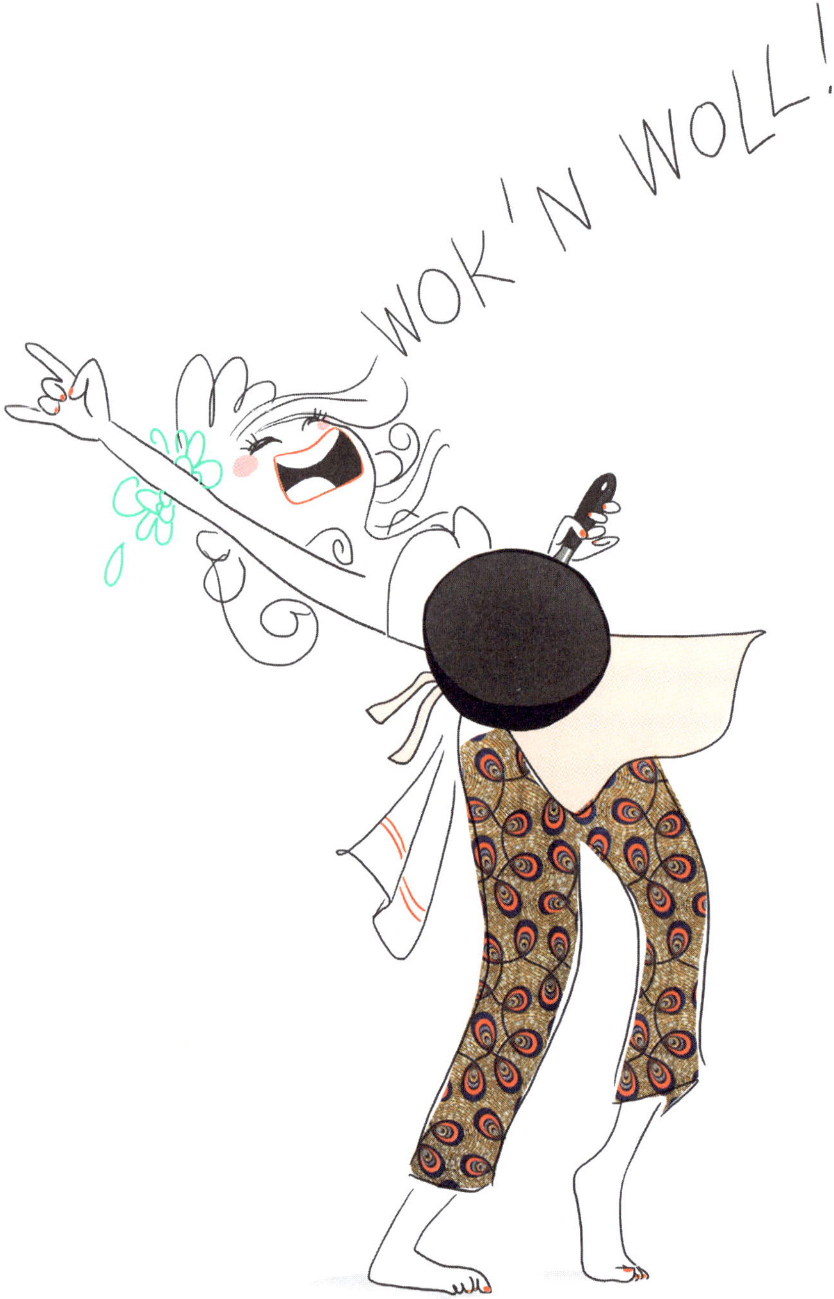
WOK'N WOLL !

À partir du moment où tu **doses,** *pas besoin de te prendre la tête avec la composition des matières grasses. Choisis celle qui te fait plaisir et convient le mieux à ton plat. Et basta ! Oui, c'est un gros dézoom, histoire de te détendre un peu... Il n'y a pas que les restos et les fast-foods qui ne sont pas légers, légers... Méfie-toi aussi des graisses cachées dans les plats tout prêts. Avec la* **cuisine maison**, *c'est toi qui prends le pouvoir sur le gras ! Alors, mijote, fais jazzer tes casseroles : moins de gras, plus de groove et de plaisir à la clé !*

La créativité,
c'est l'intelligence
qui s'amuse.
– Einstein

CROYANCE

#5

C'est quoi cette ***intox*** *avec les produits laitiers ?*
À la télé dans les années 1980, ils étaient nos amis pour la vie. Le PNNS recommandait d'en consommer trois par jour pour être en bonne santé ; aujourd'hui, c'est deux. Progressivement, ces gentils aliments sont devenus l'ennemi à abattre, accusés d'être gras, indigestes, voire dangereux… Aliment de base des nourrissons, le lait est naturellement associé à la maternité. Notre rapport au lait touche à l'intime, d'où la complexité du sujet.*

**Programme national Nutrition Santé*

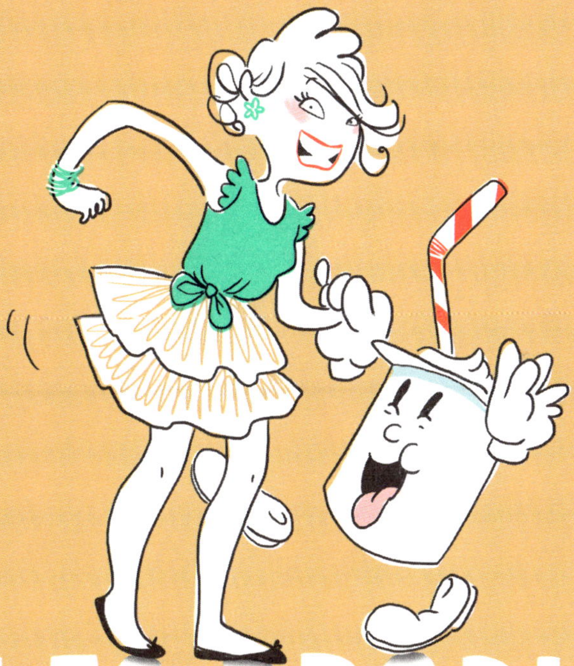

LES PRODUITS LAITIERS SONT NOS ENNEMIS POUR LA VIE

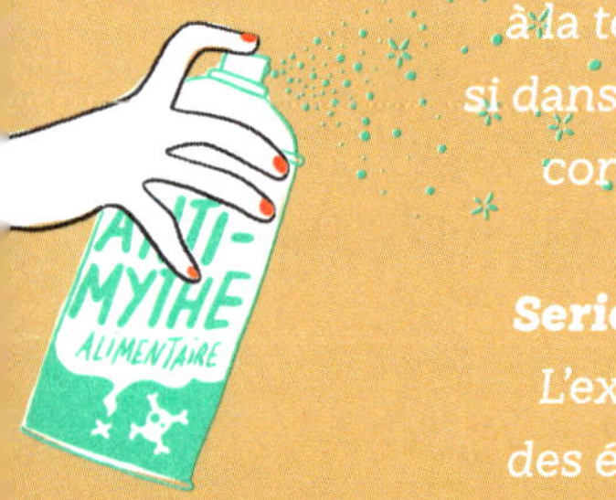

« Grâce » à Internet, tout le monde peut transmettre ses messages et croyances à la terre entière en quelques clics. Résultat, si dans ton groupe Facebook il y a une rébellion contre le lait, difficile de ne pas te laisser contaminer par la peur...

Serions-nous tous devenus intolérants ?

L'expertise scientifique pourrait apporter des éléments rassurants, sauf qu'elle évolue et que les études sont parfois contradictoires. Les produits laitiers n'en restent pas moins intéressants pour leur richesse en protéines, calcium et vitamines. À moins d'être allergique, il n'y a pas de raison de s'en priver.

Il ne suffit pas qu'un aliment soit bon à manger, encore faut-il qu'il soit bon à penser.
— Claude Lévi-Strauss

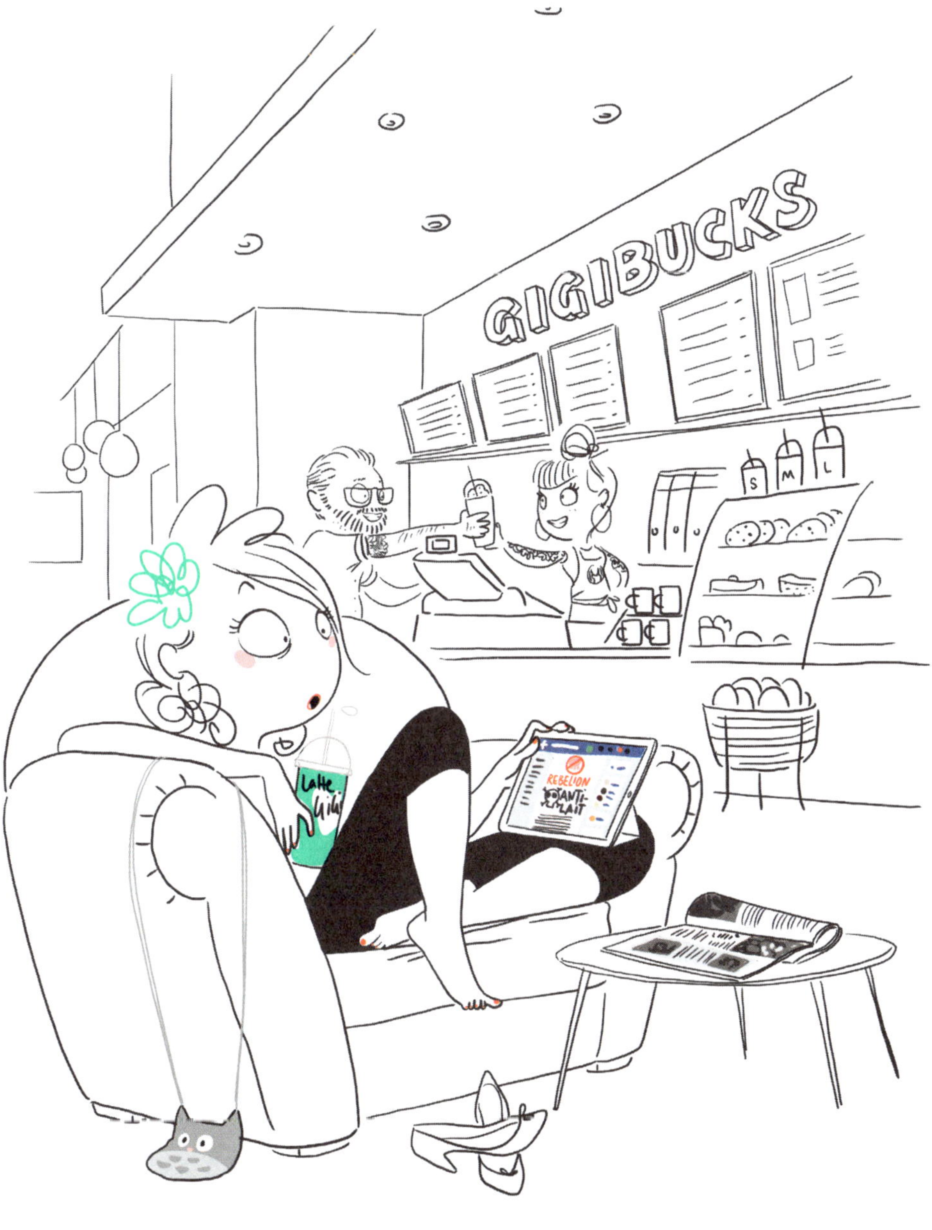
GIGIBUCKS
S
M
L
Latte
REBELION
ANTI-LAIT

LE LAIT, C'EST QUE POUR LES ENFANTS ?

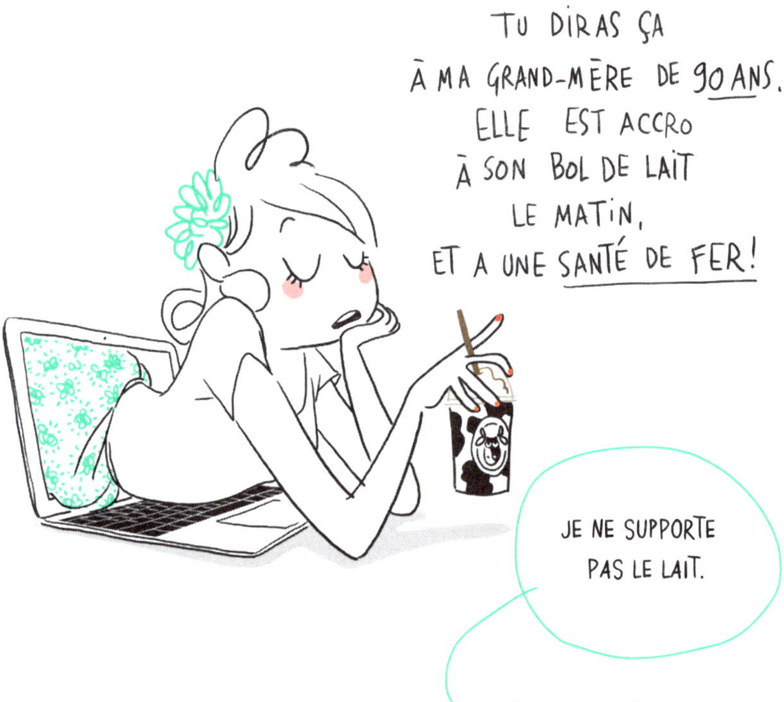
TU DIRAS ÇA
À MA GRAND-MÈRE DE 90 ANS...
ELLE EST ACCRO
À SON BOL DE LAIT
LE MATIN,
ET A UNE SANTÉ DE FER !
JE NE SUPPORTE
PAS LE LAIT.

La lactase est l'enzyme qui permet de dégrader le lactose (sucre) du lait. Il arrive qu'en grandissant le corps en sécrète moins, voire plus du tout, ce qui peut expliquer les problèmes digestifs.

PETIT TEST
Après avoir bu un verre de lait (ou autre laitage) tu as des :
- ☐ ballonnements
- ☐ maux de ventre
- ☐ nausées.

Le lait peut ne pas être seul responsable. Manger vite, le stress, et d'autres aliments peuvent être à l'origine d'une mauvaise digestion. Avant de faire la chasse au lactose caché dans les produits industriels, vérifie que tu digères le lait.

...DE VACHE OU DE CHÈVRE ?

C'est kif-kif niveau composition nutritionnelle. Bien qu'on dise que le lait de chèvre est parfois mieux toléré d'un point de vue digestif. **Teste-le** pendant quelques semaines, pour te faire une idée de ce qui te convient le mieux.

– Tu ne devrais pas boire du lait de vache, tu n'es pas le bébé de la vache !
– Ah ! parce que tu es le bébé du soja, toi, peut-être ?!
*La femme parfaite est une connasse !**

ET LE "LAIT" VÉGÉTAL ?

Les boissons végétales sont principalement composées d'eau et de sucre mélangés à des graines oléagineuses ou à des céréales en très petite quantité. Ce ne sont pas des équivalents du lait animal en termes de composition. Des protéines et du calcium sont parfois **ajoutés**.

Le lait, ça se **dis~~c~~Pute**.

* Anne-Sophie Girard & Marie-Aldine Girard, J'ai lu, 2013.

DES YAOURTS TOUS LES JOURS ?

DOIT-ON EN MANGER TOUS LES JOURS ?

C'est un bon encas ou un dessert plaisir qui ne mérite pas d'être laissé au frigo. Mais il n'y a pas de règle absolue. Écoute tes besoins et envies.

Ne succombe pas à la tentation du yaourt 0 % ! C'est l'aliment star des régimes hypocaloriques et hyperprotéinés. Résultat, on s'en gave et c'est l'overdose, voire l'indigestion.

QUE CHOISIR AU RAYON YAOURTS ?

- **Le plus naturel possible.** Vérifie la liste des ingrédients. Évite les additifs, édulcorants et conservateurs.
- **Plutôt nature**, à sucrer toi-même.
- **3 % de MG**, ce qui correspond au lait entier.

ATTENTION aux yaourts aromatisés ou aux fruits. Ils sont riches en sucres ajoutés. **Deux à trois sucres par pot !**

COMMENT LES SUCRER ?

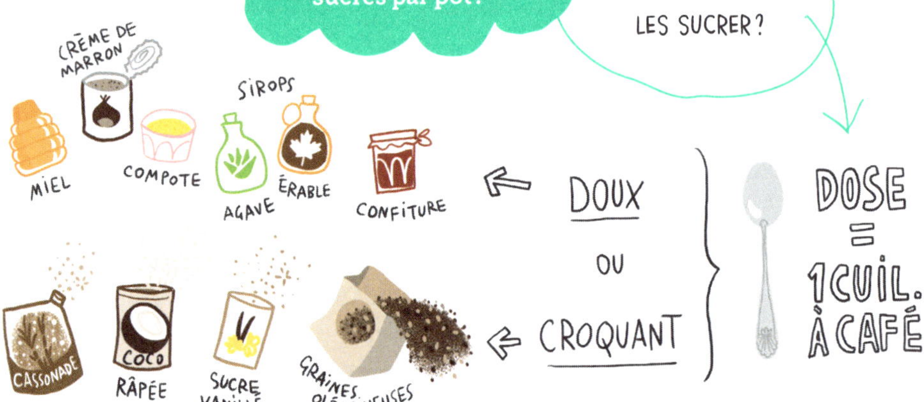

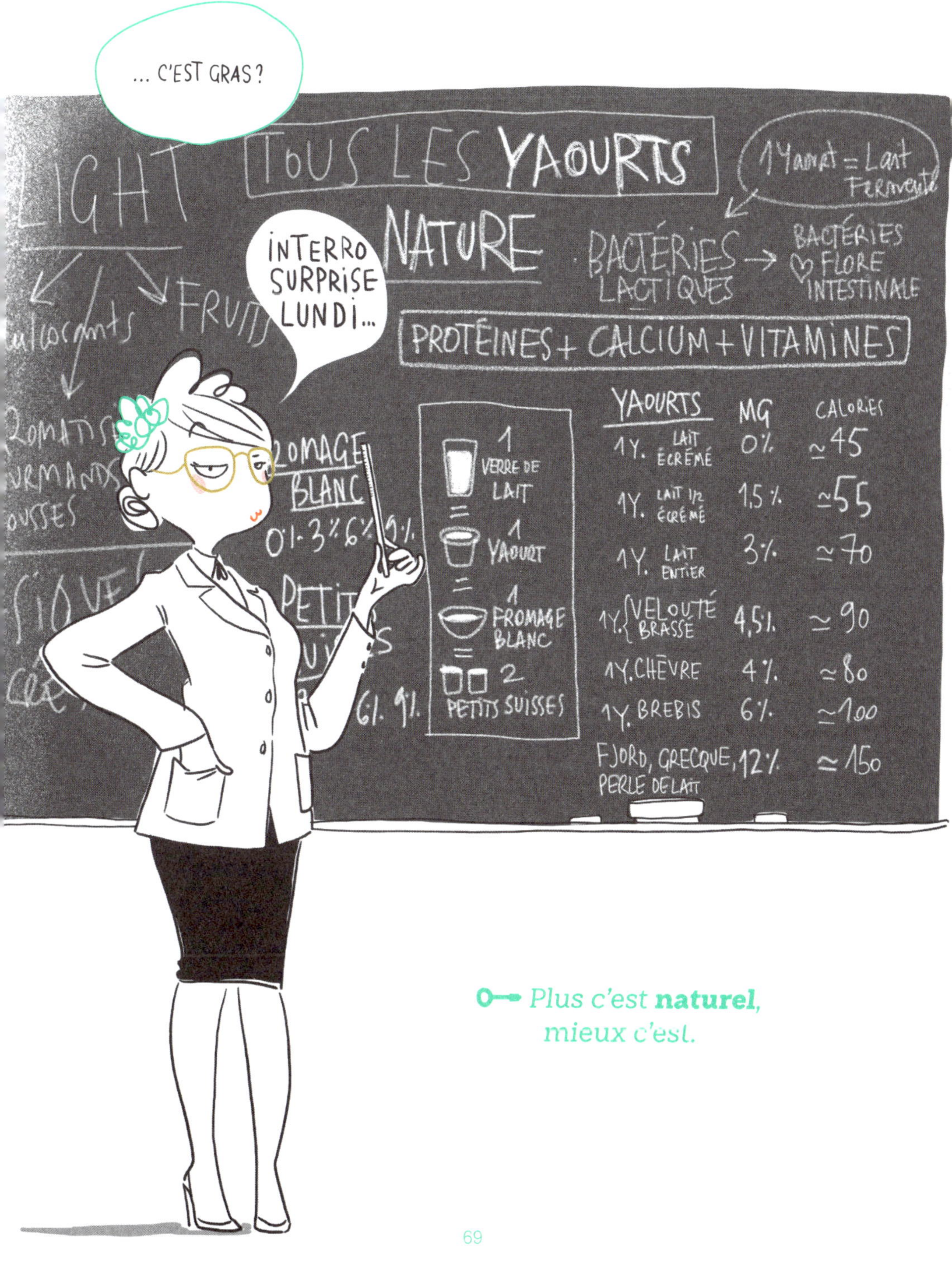
… C'EST GRAS ?
INTERRO SURPRISE LUNDI…
TOUS LES YAOURTS
1 Yaourt = Lait Fermenté
NATURE
BACTÉRIES LACTIQUES → BACTÉRIES ♡ FLORE INTESTINALE
LIGHT
FRUITS
PROTÉINES + CALCIUM + VITAMINES
1 VERRE DE LAIT
=
1 YAOURT
=
1 FROMAGE BLANC
=
2 PETITS SUISSES
YAOURTS | MG | CALORIES
1 Y. LAIT ÉCRÉMÉ | 0 % | ≃ 45
1 Y. LAIT 1/2 ÉCRÉMÉ | 1,5 % | ≃ 55
1 Y. LAIT ENTIER | 3 % | ≃ 70
1 Y. {VELOUTÉ BRASSÉ | 4,5 % | ≃ 90
1 Y. CHÈVRE | 4 % | ≃ 80
1 Y. BREBIS | 6 % | ≃ 100
FJORD, GRECQUE, PERLE DE LAIT | 12 % | ≃ 150

Plus c'est ***naturel****,*
mieux c'est.

Croyance #5

LE FROMAGE, SEULEMENT LE WEEK-END ?

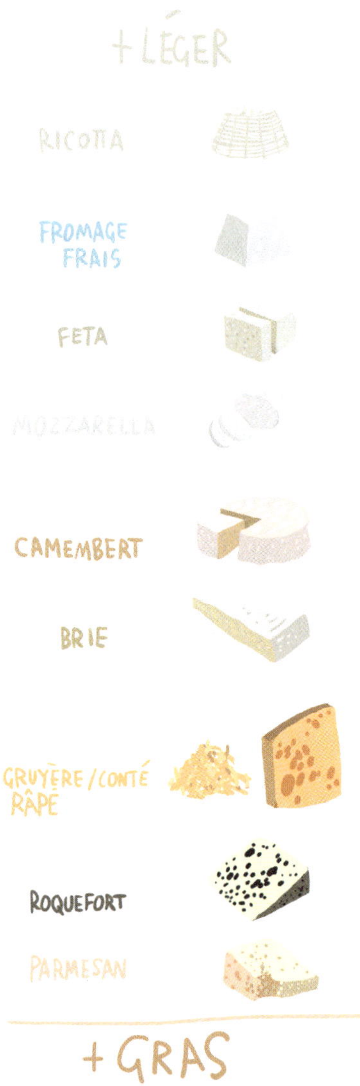
+ LÉGER
RICOTTA
FROMAGE FRAIS
FETA
MOZZARELLA
CAMEMBERT
BRIE
GRUYÈRE / CONTÉ RÂPÉ
ROQUEFORT
PARMESAN
+ GRAS

Le fromage est un super aliment. Il contient des protéines, du calcium et des vitamines A et B.

Quitte à te faire plaisir, privilégie la qualité à la quantité ! Niveau gras, tu as le choix. Personnellement, quand je mange du fromage, je cherche d'abord à me faire plaisir. Si ton kif c'est un bon morceau de saint-nectaire dégoulinant, banco, vas-y fonce ! Euh, non, je veux dire SAVOURE !

Quant au cholestérol, à moins d'une overdose de fromage, tu ne risques rien ! Si tu t'autorises un petit plaisir tous les jours, tu auras moins de risque de te lâcher sur le plateau le week-end pour cause de frustration toute la semaine !

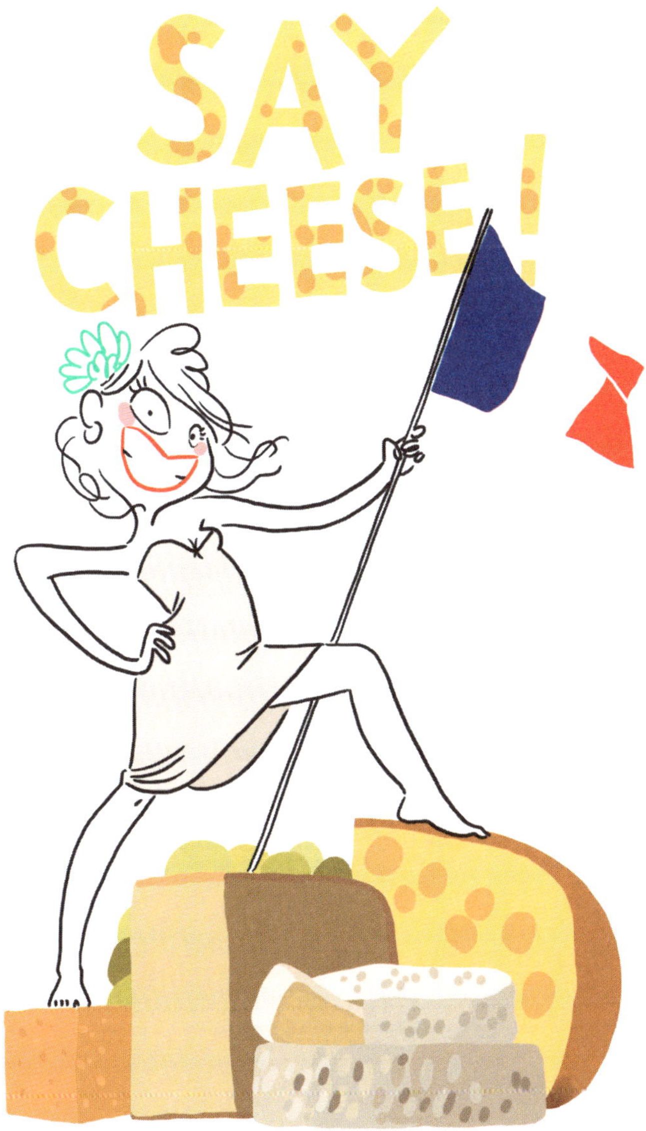

Tu peux manger une portion de fromage **tous les jours**.

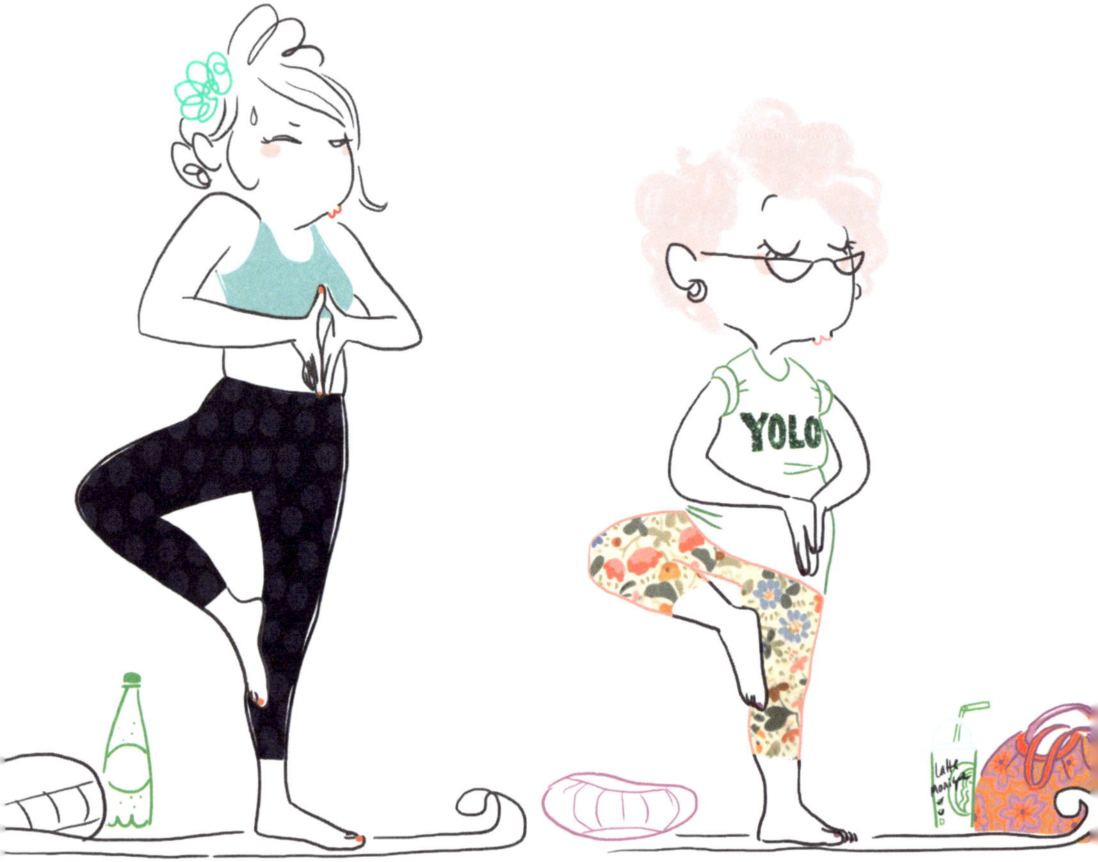
YOLO

*Mon grand-père paternel de 97 ans n'a jamais consommé un produit laitier de sa vie et sa santé est excellente. Ma grand-mère maternelle a 90 ans, en consomme tous les jours et elle pète le feu. Qui a raison, qui a tort ? Peu importe. Ce qui compte, c'est avant tout d'***écouter*** *ton corps et les messages qu'il t'envoie. Beaucoup d'informations contradictoires circulent à propos des produits laitiers.* ***À toi de trouver ton équilibre****. Mange ce qui te fait du bien et ce que tu aimes !*

L'ignorant affirme,
le savant doute,
le sage réfléchit.
— Aristote

CROYANCE

#6

Il ne faut pas manger de viande le soir, c'est mauvais pour la santé (frustration pour Homme-Cro-Magnon qui pense « manger-viande-rendre-fort » !). Le poisson, c'est quand tu es au régime, ça pue, c'est contaminé. Les œufs, c'est plein de cholestérol et de gras. Sans parler des conditions d'élevage qui n'aident pas à avoir une ***relation sereine*** *avec la famille des protéines animales... Bon alors, pas de viande, pas de poisson et pas d'œuf ?*

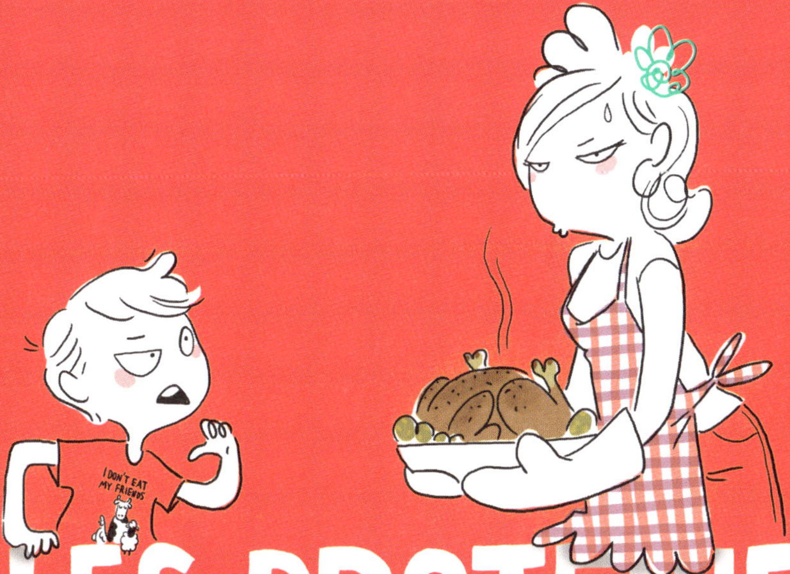

LES PROTEINES, C'EST TOXIQUE

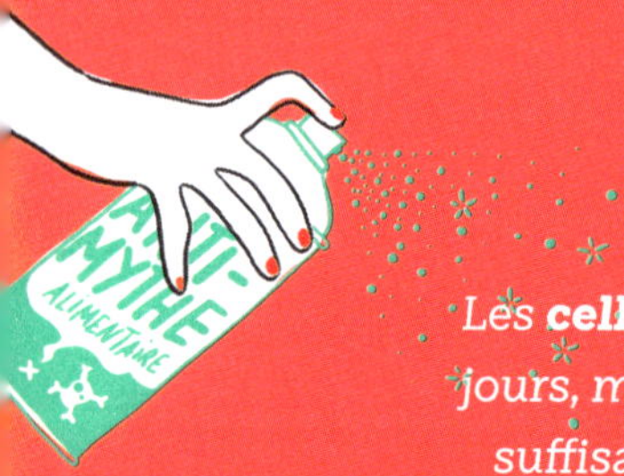

Les **cellules musculaires** se dégradent tous les jours, mais elles sont renouvelées par un apport suffisant en protéines. Plus tu as de muscles, plus ton **métabolisme de base** est élevé. Ce qui permet à ton corps de brûler plus d'énergie et de stocker moins. Intéressant, n'est-ce pas ? Pour autant, évite la poudre des sportifs ! Autre élément important : les protéines, ça rassasie. D'où le succès des régimes hyperprotéinés, dont l'unique intérêt est de ne pas crever de faim ! Tu peux tout à fait manger des protéines midi et soir, tout dépend... de la quantité. En bref, **c'est l'excès qui est mauvais**.

> Dans la vie,
> rien est à craindre,
> tout est à comprendre.
> — Marie Curie

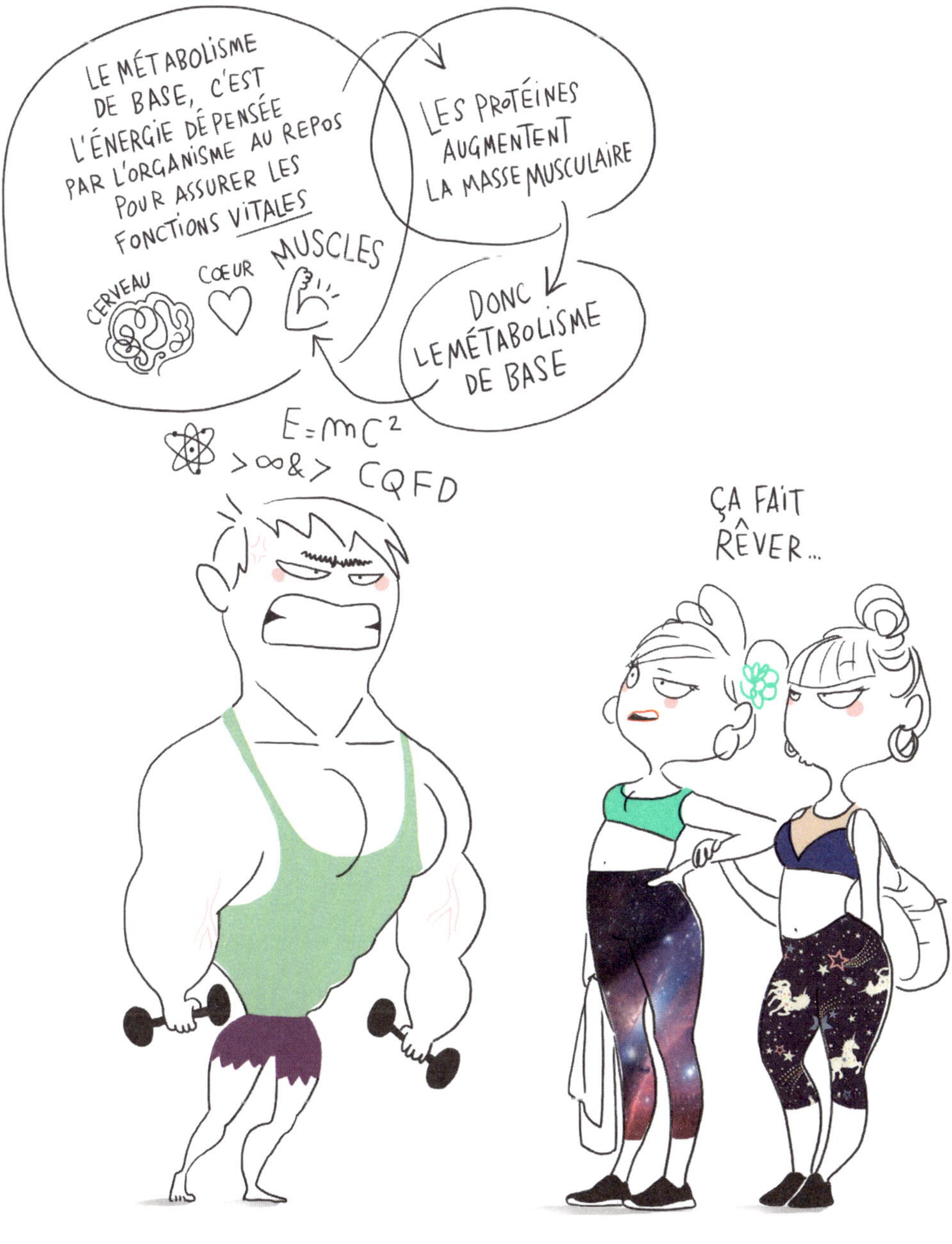
LE MÉTABOLISME DE BASE, C'EST L'ÉNERGIE DÉPENSÉE PAR L'ORGANISME AU REPOS POUR ASSURER LES FONCTIONS VITALES
CERVEAU
CŒUR
MUSCLES
LES PROTÉINES AUGMENTENT LA MASSE MUSCULAIRE
DONC LE MÉTABOLISME DE BASE
E=mC²
>∞&>
CQFD
ÇA FAIT RÊVER…

LE COMPLEXE DU CARNIVORE

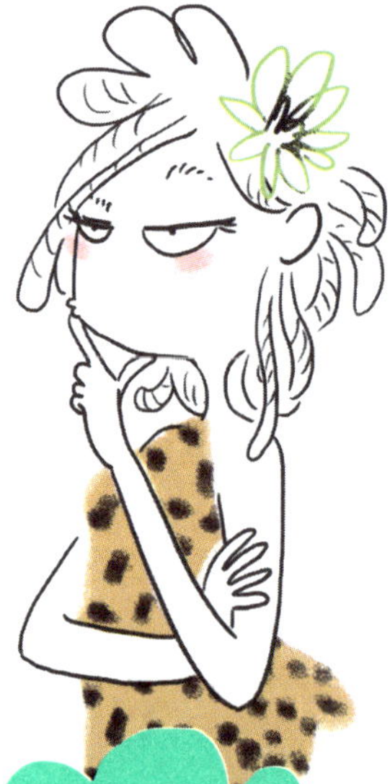
LA VIANDE, C'EST TOXIQUE !

Par les temps qui courent, il semble judicieux de rappeler que **la qualité vaut mieux que la quantité**.

La dégradation des protéines animales dans l'appareil digestif produit des **toxines** que tes reins peuvent éliminer si elles sont en quantité raisonnable. Si tu les satures, ils vont déguster ! Il n'est pas nécessaire pour autant de boycotter le brunch familial du dimanche avec le traditionnel œufs-bacon !

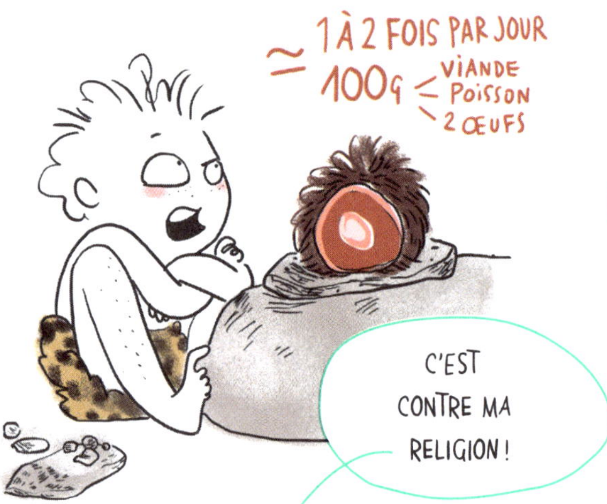
≃ 1 À 2 FOIS PAR JOUR
100g
VIANDE
POISSON
2 ŒUFS
C'EST CONTRE MA RELIGION !

Pour préserver les reins des **ENFANTS** :
5 ans -> 50 g/jour
10 ans -> 100 g / jour
(Source : PNNS)

Que ce soit par goût ou par principe, tu n'es pas fan de viande. C'est un choix qui ne se discute pas, mais **les protéines sont indispensables** au bon fonctionnement de l'organisme.

Contre l'anémie
La majorité des femmes sont concernées, règles obligent... Ce n'est pas une croyance.

Contre les fringales
Les protéines rassasient. Tu risques d'avoir faim si tu n'en manges pas assez.

LE DIRE C'EST BIEN, LE FER C'EST MIEUX.

* **Le thé et le café** (en fin de repas) limitent l'absorption du fer.
* **La vitamine C** booste l'absorption du fer.

PAS LE SOIR, C'EST TROP GRAS !

Tant que tu ne dépasses pas la dose journalière, **il n'y a pas d'heure** pour en manger. De plus, chaque type de viande contient des morceaux gras et des **morceaux maigres**. La viande rouge est souvent associée à tort à de la viande grasse. Et pourtant, un steak haché à 5 % de MG est moins gras qu'une cuisse de poulet sans peau !

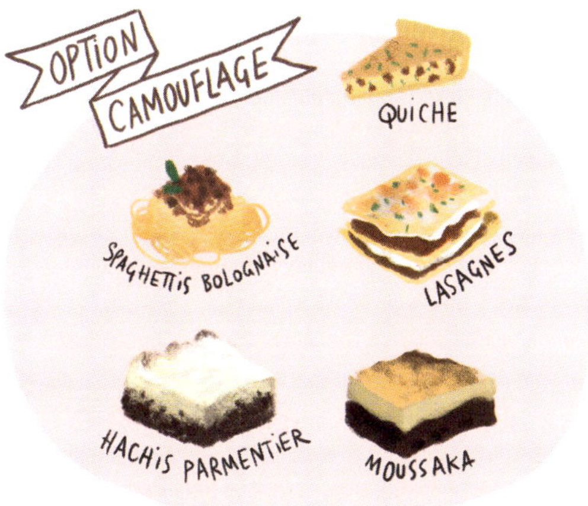

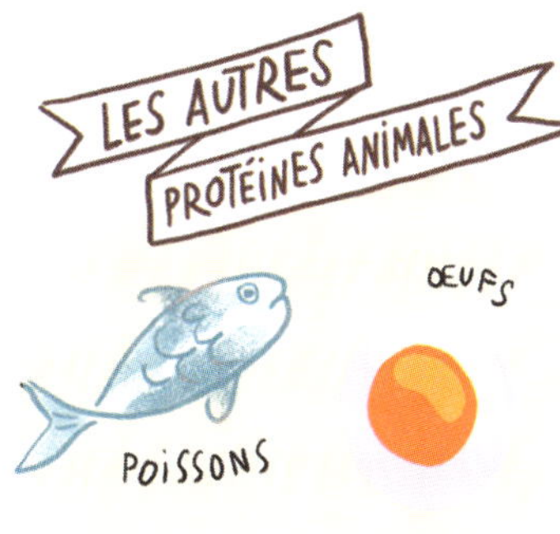

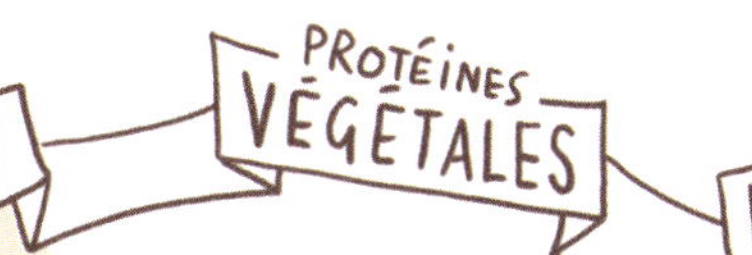

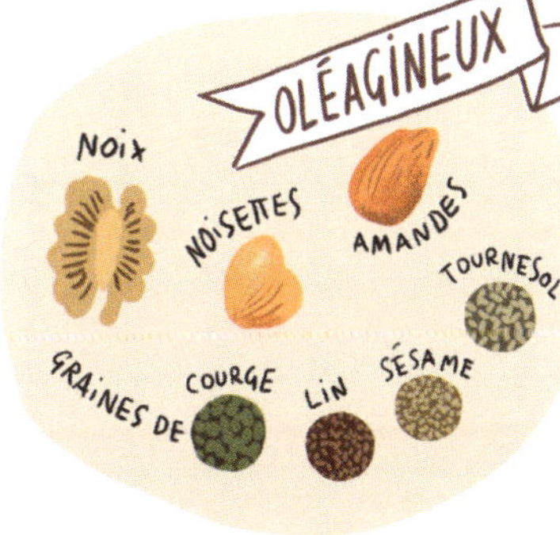

Les protéines végétales peuvent être une alternative aux protéines animales, mais elles sont moins bien assimilées.

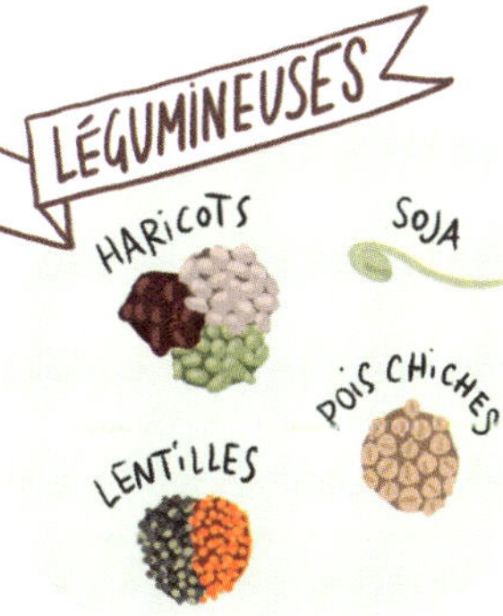

O⊸ Les protéines, **ça cale** !

Croyance #6

IL EST PAS BON MON POISSON !?

TOUS CES REPORTAGES SUR LES MÉTAUX LOURDS DANS LE POISSON, ÇA FAIT PEUR !

À partir du moment où tu ne te gaves pas de poisson, considère-toi comme hors de danger. Et comme tu n'as pas besoin d'en manger tous les jours, mise sur la **qualité**.

C'EST CHER !

Comme pour les légumes, en suivant les **saisons** de pêche, tu en trouveras à des prix abordables. Les moules, les poissons gras type sardines ou maquereaux sont souvent meilleur marché et riches en oméga-3. C'est toujours mieux que les capsules de compléments alimentaires. Et si tu crains les arêtes, dégaine les moules !

PRATIQUE
Très proche du produit frais, la surgélation est un mode de conservation optimal.

*La **protéine bonus** pour le plaisir.*

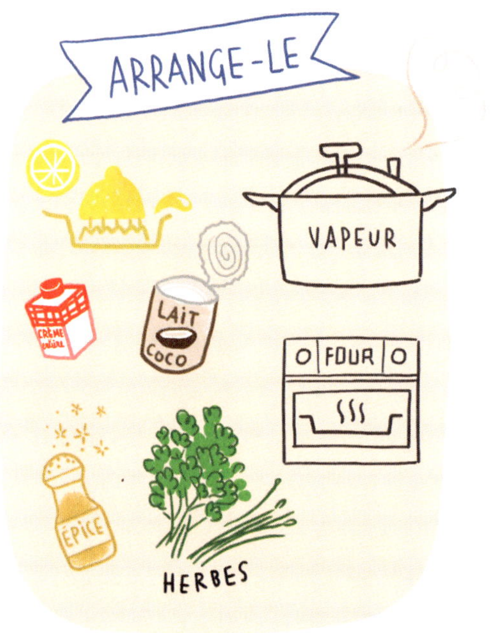

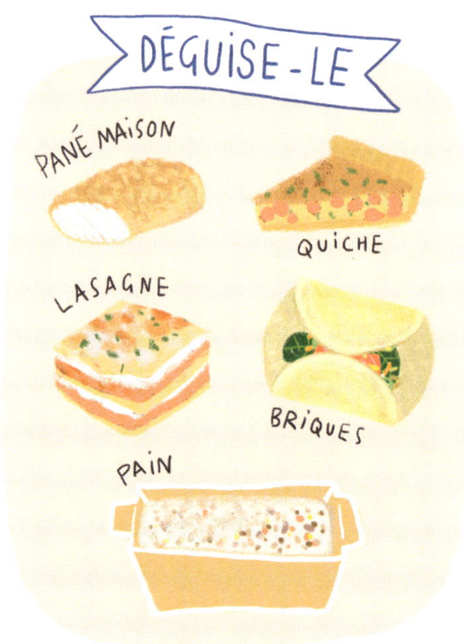

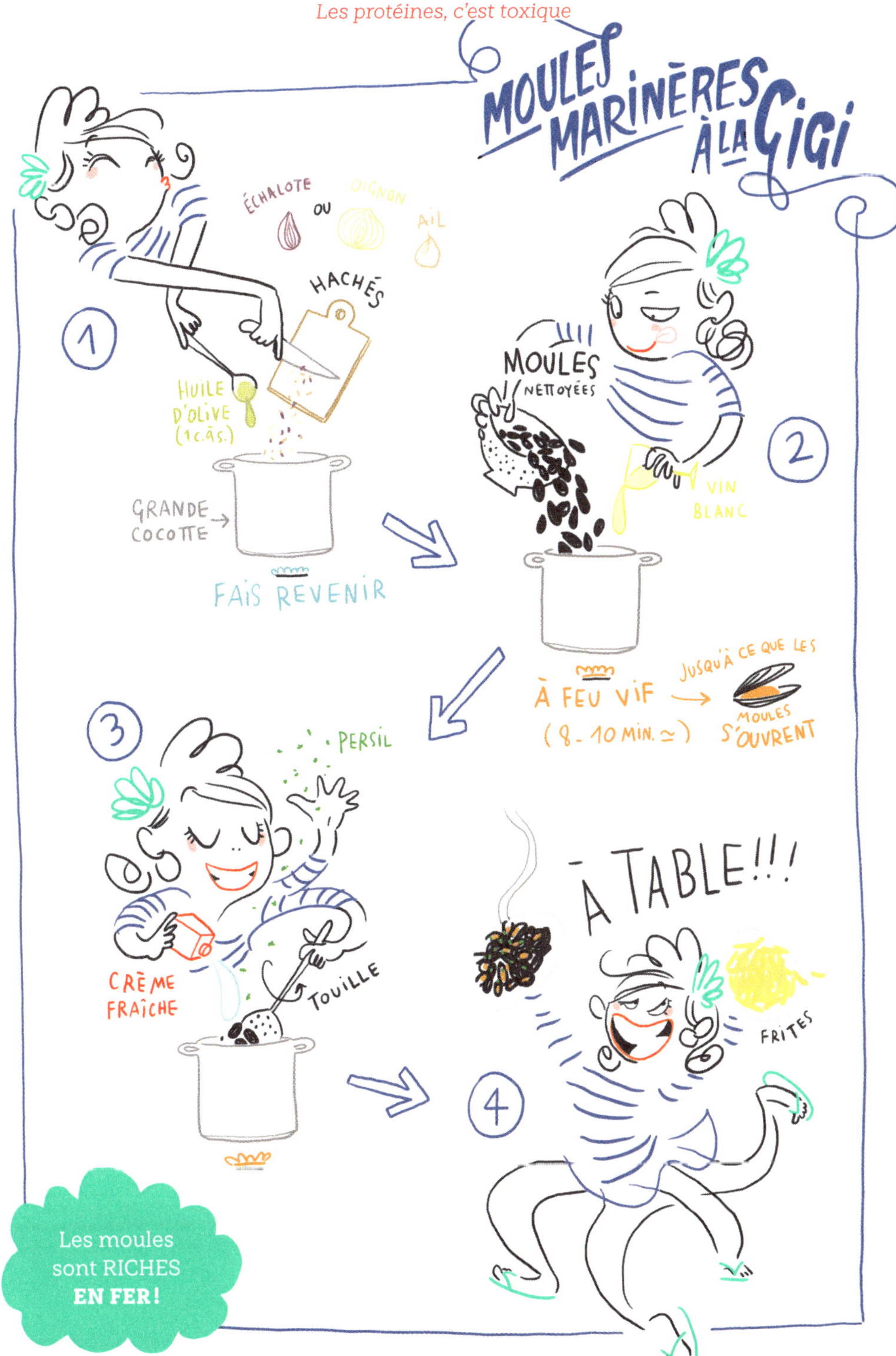
MOULES MARINÈRES À LA GIGI
1
ÉCHALOTE OU OIGNON
AIL
HACHÉS
HUILE D'OLIVE (1c.à s.)
GRANDE COCOTTE
FAIS REVENIR
2
MOULES NETTOYÉES
VIN BLANC
À FEU VIF (8-10 MIN. ≃)
JUSQU'À CE QUE LES MOULES S'OUVRENT
3
PERSIL
CRÈME FRAÎCHE
TOUILLE
4
À TABLE!!!
FRITES

Les moules sont RICHES **EN FER!**

FAIS-TOI CUIRE UN ŒUF !

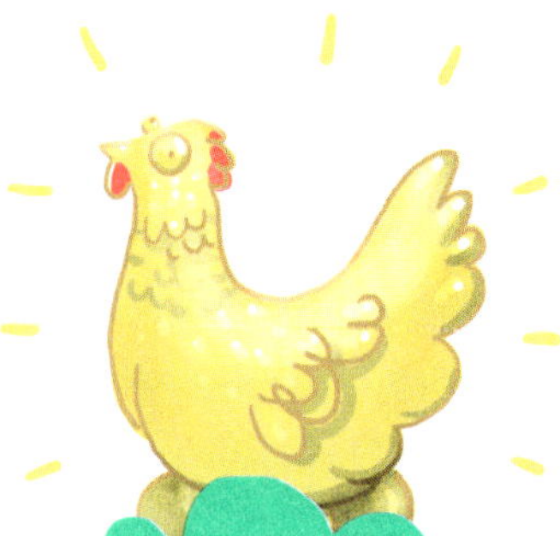

L'œuf est la protéine de référence.
Ses acides aminés sont **d'excellente qualité**. Par sa richesse en protéines, vitamines et minéraux, sa **composition nutritionnelle est très intéressante**. C'est un bon substitut à la viande ou au poisson.

Vive les œufs de **POULES HEUREUSES,** élevées en plein air !

À ce jour, aucune étude ne dit que la **consommation journalière** d'œufs est mauvaise pour la santé.

COMBIEN ?

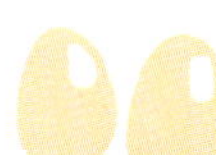

 2 ŒUFS = 100 G

TU PEUX EN MANGER TOUS LES JOURS

ET SI J'AI DU CHOLESTÉROL !

Jadis, les médecins recommandaient aux hypercholestérolémiques de n'en consommer qu'une fois par semaine. Maintenant c'est trois fois par semaine. À ce train-là, nos arrière-petits-enfants pourront peut-être en manger tous les jours, qui sait ?

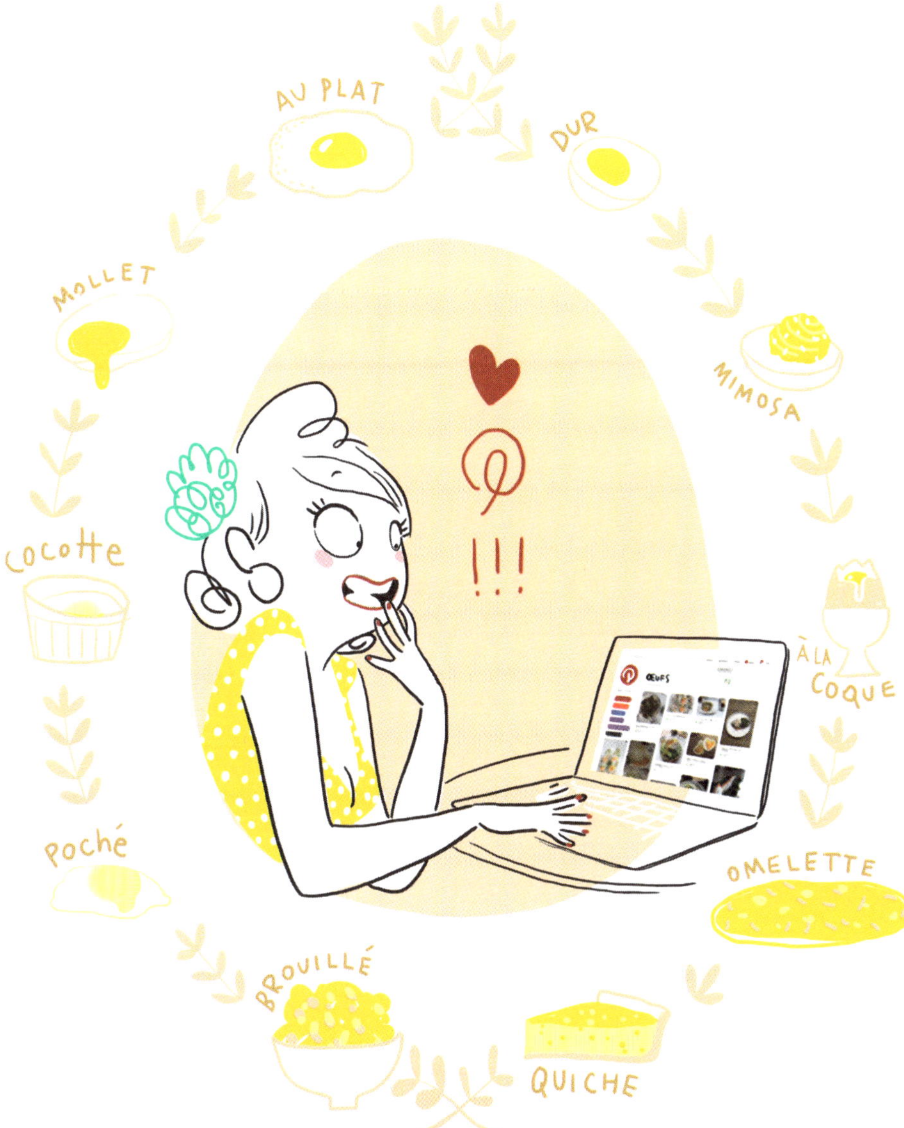

La super-protéine,
super pratique et super facile à cuisiner au quotidien !

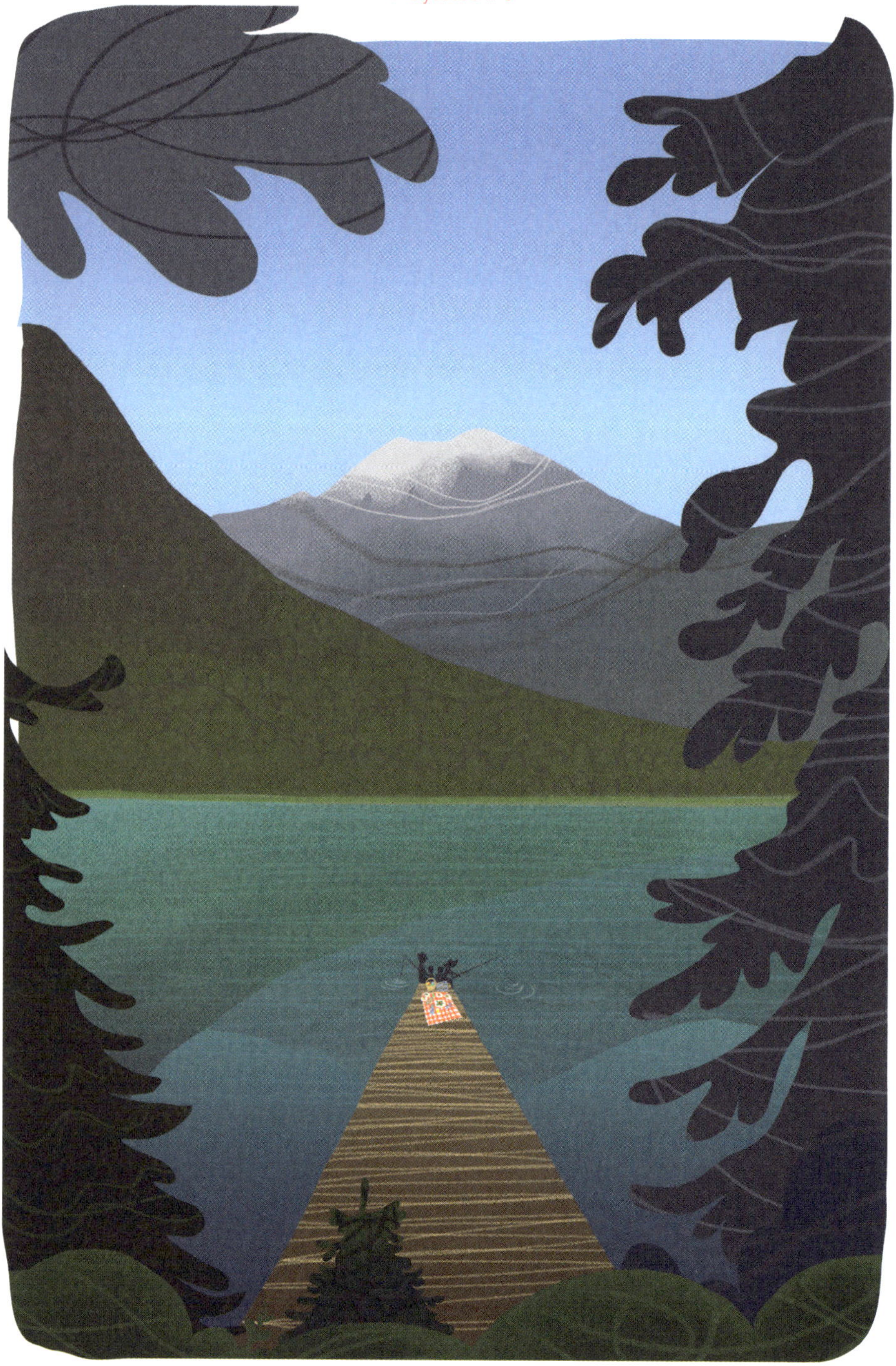

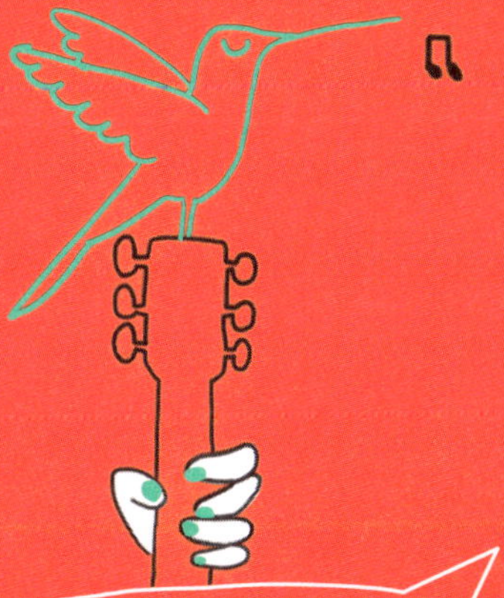

On voit s'ériger des générations d'enfants qui, faute d'un éveil à la vie, sont réduits à n'être que des consommateurs insatiables, blasés et tristes.

— Pierre Rabhi

Que ce soit dans les corps gras, les produits laitiers ou les protéines, **les produits d'origine animale ont mauvaise réputation** et laissent la part belle aux produits végétaux. Difficile d'assumer son omnivorisme par les temps qui courent ! **Être attentif** à la provenance des protéines que l'on achète, c'est du **bon sens.** Libère-toi de tes peurs car les protéines sont constitutives de tes muscles et tu en as besoin pour bouger, sauter, danser… **Staying alive !**

CROYANCE

#7

Les légumes sont les « superaliments » par excellence des healthy people et des amateurs de régimes. C'est bien connu, les légumes c'est léger, donc c'est à volonté ! Ils sont pleins de vitamines, de minéraux et de fibres, la base d'une alimentation équilibrée. Il faut en manger à chaque repas, c'est obligatoire ! Pourquoi cette* ***méga pression*** *qui se révèle problématique et* ***contre-productive****, aussi bien pour ceux qui adooooorent les légumes que pour ceux qui sont en mode braqués #Jaimepasjegoûtepas ?*

*Healthy people = gens en bonne santé.

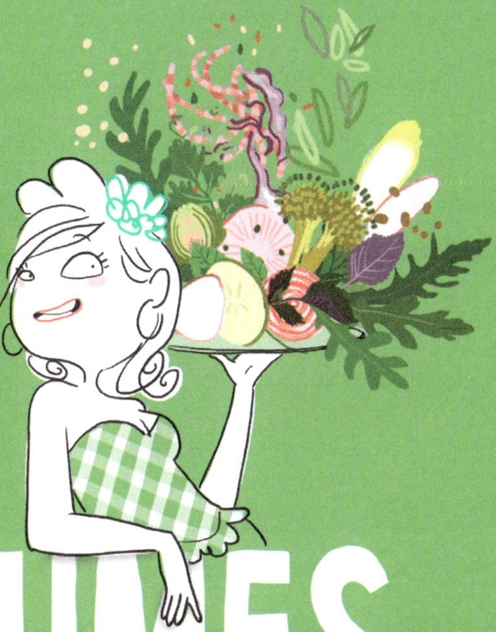

LÉGUMES À VOLONTÉ

Croyance #7

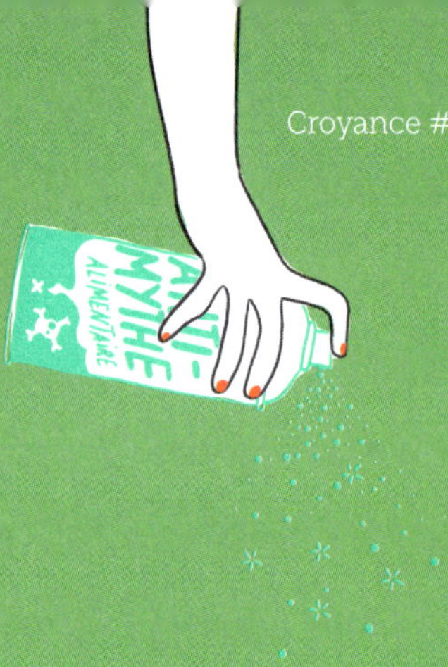

L'excès de zèle pour faire manger des légumes aux enfants a pour principal effet d'en faire leur bête noire et/ou un levier pour tenir tête à leurs parents désemparés et inquiets de ne pas parvenir à les nourrir « correctement »... Bonjour l'ambiance du dîner familial ! À trop croire à l'aliment miracle pour la ligne et la santé, tu te lâches sur les légumes et te retrouves avec le ventre en montgolfière, une purge intestinale et autres joyeusetés de ce genre. Tu m'étonnes que tu as les crocs entre les repas ! **Les légumes sont utiles, mais ils ne sont pas le carburant du corps, relax.**

Think different.*
— Steve Jobs

* Pense autrement.

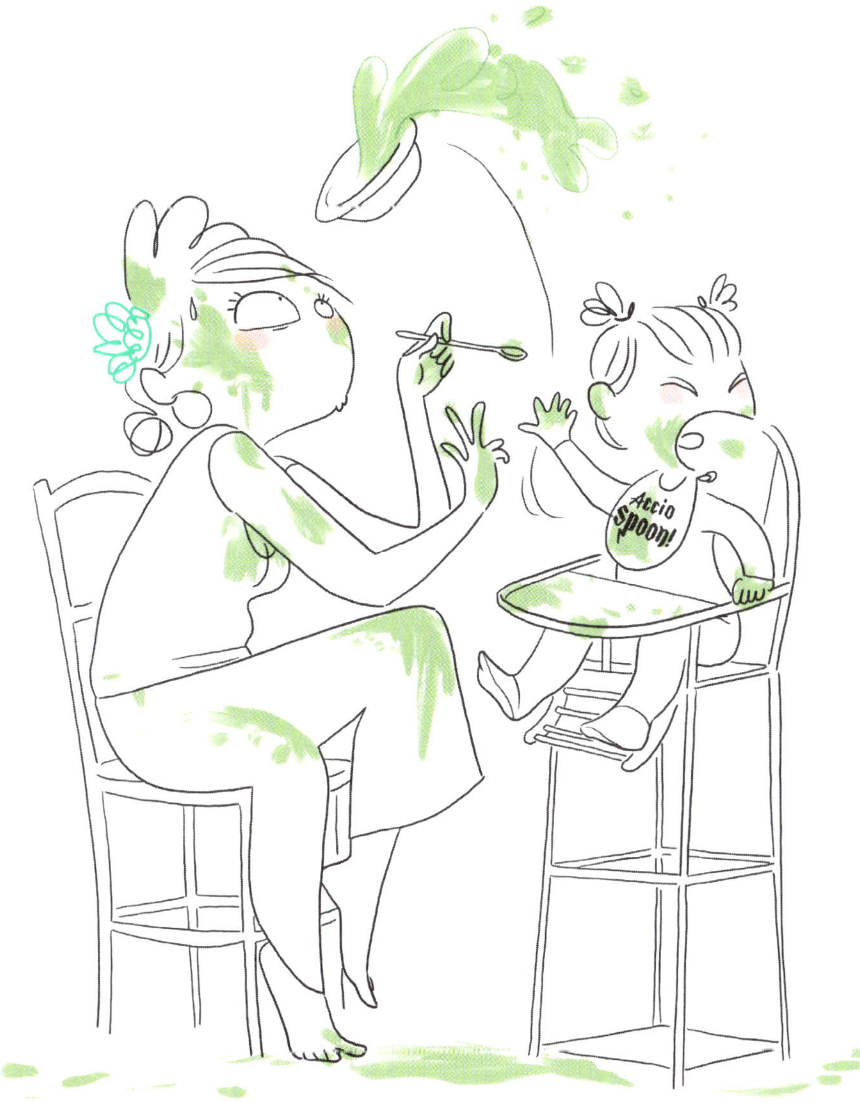
Accio
Spoon!

MANGE TES LÉGUMES, C'EST POUR LA BONNE CAUSE !

COMMENT ÊTRE SÛRE D'AVOIR SON QUOTA EN VITAMINES ET MINÉRAUX TOUS LES JOURS ?

En évitant les régimes ! Les matières grasses, les céréales, la viande, le poisson, les œufs et les fruits apportent des vitamines, minéraux et autres nutriments indispensables à ton corps.

LES COMPLÉMENTS ALIMENTAIRES, C'EST PRATIQUE ET EFFICACE !

L'excès de vitamines et minéraux est contre-productif. Comme c'est écrit sur la boîte, les compléments alimentaires ne se substituent en aucun cas à une alimentation équilibrée. Donc pas besoin d'en faire des orgies. **Mise plutôt sur les vrais aliments !**

EXCÈS
de vitamines et minéraux
= libération
de radicaux libres
= vieillissement cellulaire
plus rapide.

JE SUIS CONSTIPÉE, IL FAUT QUE JE MANGE DES LÉGUMES.

Les légumes ne sont pas la seule source de fibres. Il y en a également dans les fruits (crus en particulier), les céréales complètes ou semi-complètes. Et **bois de l'eau** tout au long de la journée. C'est la base d'un bon transit. → p. 103

COMMENT BIEN ASSIMILER LES VITAMINES ET MINÉRAUX ?

- **La théine et la caféine** freinent l'absorption des vitamines et minéraux.
- **Le stress** est ton pire ennemi. Relax, pose-toi, respire.
- **La mastication** améliore aussi le transit. Les vitamines et minéraux sont moins bien absorbés si la digestion est mauvaise. → p. 114

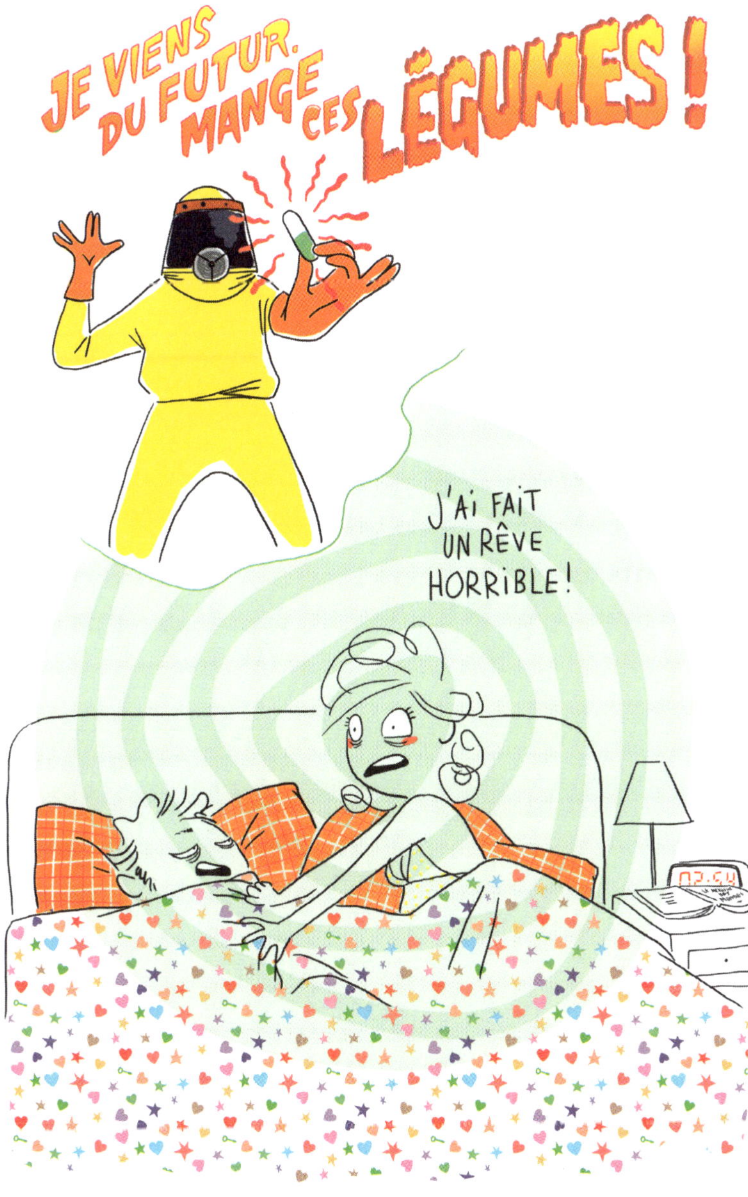
JE VIENS DU FUTUR. MANGE CES LÉGUMES !
J'AI FAIT UN RÊVE HORRIBLE !

Chaque **catégorie d'aliments** contient des vitamines et des minéraux !

LE PIÈGE DES CRUDITÉS !

On croit à tort que l'on peut manger des crudités à volonté parce que c'est léger. Il est vrai que les légumes sont riches en eau et donc très peu caloriques. Attention au **double effet kiss-PAS-cool** !

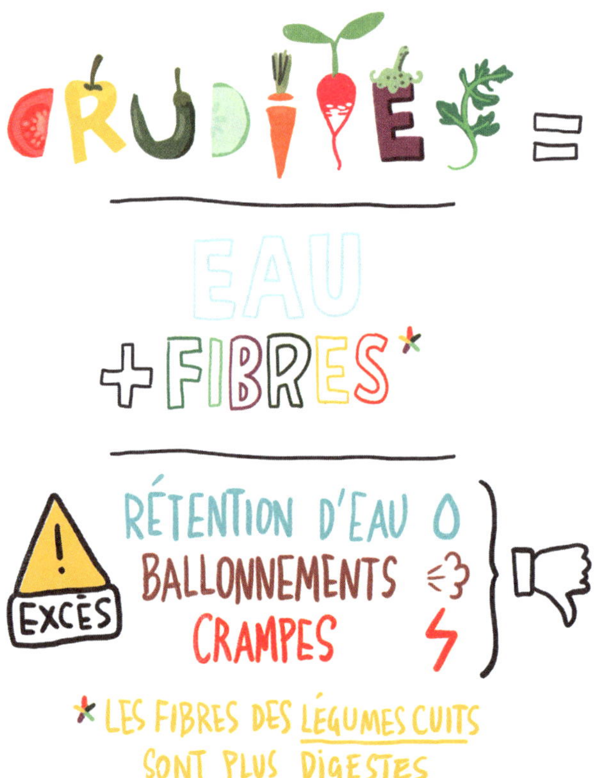
CRUDITÉS =
EAU
+ FIBRES*
EXCÈS
RÉTENTION D'EAU
BALLONNEMENTS
CRAMPES
* LES FIBRES DES LÉGUMES CUITS SONT PLUS DIGESTES

ERREUR CLASSIQUE #1

LA VINAIGRETTE : TRAÎTRESSE

La salade de crudités, c'est l'option *light*. Je me la joue raisonnable. Sauf que... la salade qui baigne dans l'huile, c'est pas léger ! Alors :

- **au resto**, demande la sauce à part ;
- **à la maison**, dose l'huile dans la vinaigrette.

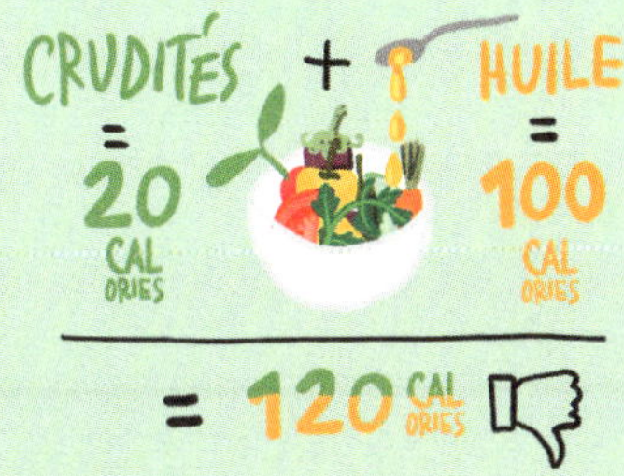
CRUDITÉS = 20 CALORIES
+
HUILE = 100 CALORIES
= 120 CALORIES

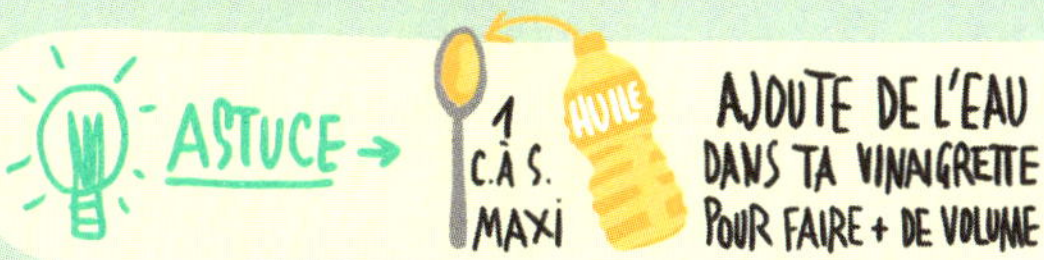
ASTUCE →
1 C.À S. MAXI
HUILE
AJOUTE DE L'EAU DANS TA VINAIGRETTE POUR FAIRE + DE VOLUME

ERREUR CLASSIQUE #2

TU CROIS BIEN FAIRE...

Les légumes crus peuvent irriter les muqueuses des intestins fragiles. Et associés à des aliments salés, ils peuvent provoquer de la **rétention d'eau**.

→ p. 104

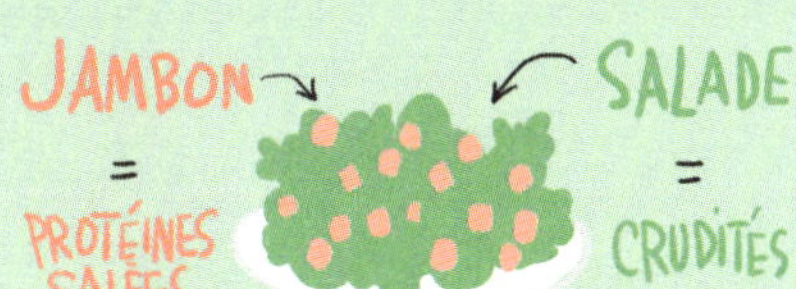

SEL + EAU = MAXI RÉTENTION D'EAU → JE GONFLE !

O→ Les crudités, **avec modération** !

Croyance #7

LES LÉGUMES C'EST COMPLIQUÉ

Les légumes de saison et surgelés (non cuisinés) sont d'un bon rapport qualité-prix.

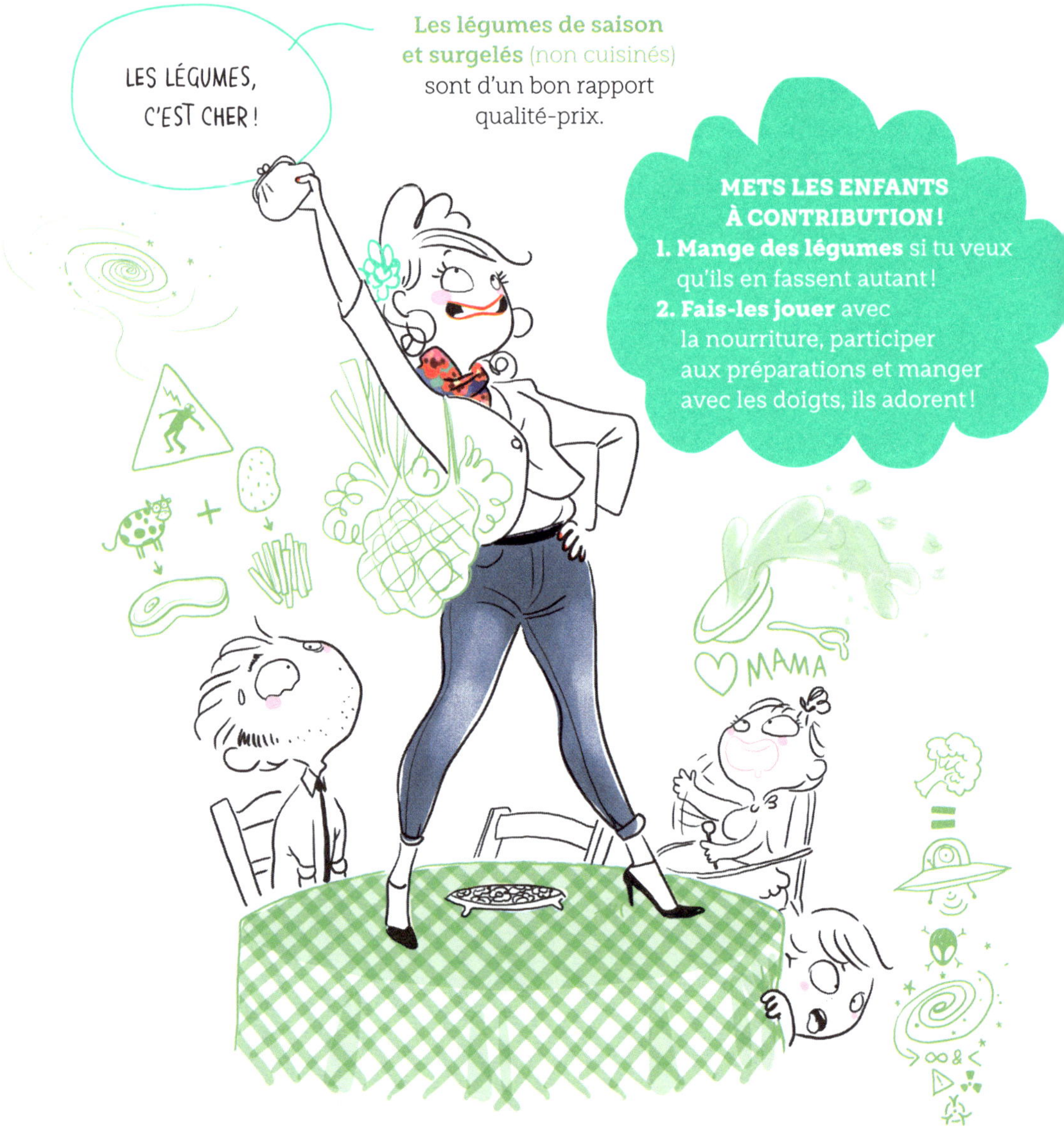

METS LES ENFANTS À CONTRIBUTION !

1. **Mange des légumes** si tu veux qu'ils en fassent autant !
2. **Fais-les jouer** avec la nourriture, participer aux préparations et manger avec les doigts, ils adorent !

J'AI LA FLEMME DE LES PRÉPARER.

FAIS PREUVE D'AUDACE

GLISSE SUBREPTICEMENT DES LÉGUMES DANS LES PRÉPARATIONS

- FARCIR
- QUICHER
- LASAGNER
- GRATINER
- POÊLER
- ASSEMBLER

ET PUIS, C'EST LONG À CUIRE !

CUISSON 10 MIN.

J'AI PAS D'IDÉES...

J'♥

EXPRIME TON POTENTIEL CRÉATIF

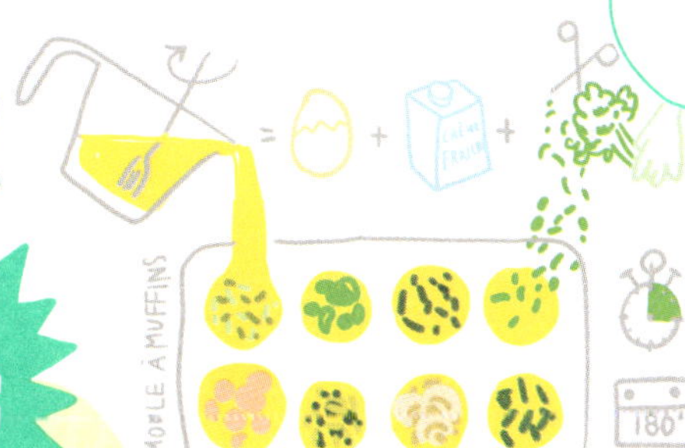

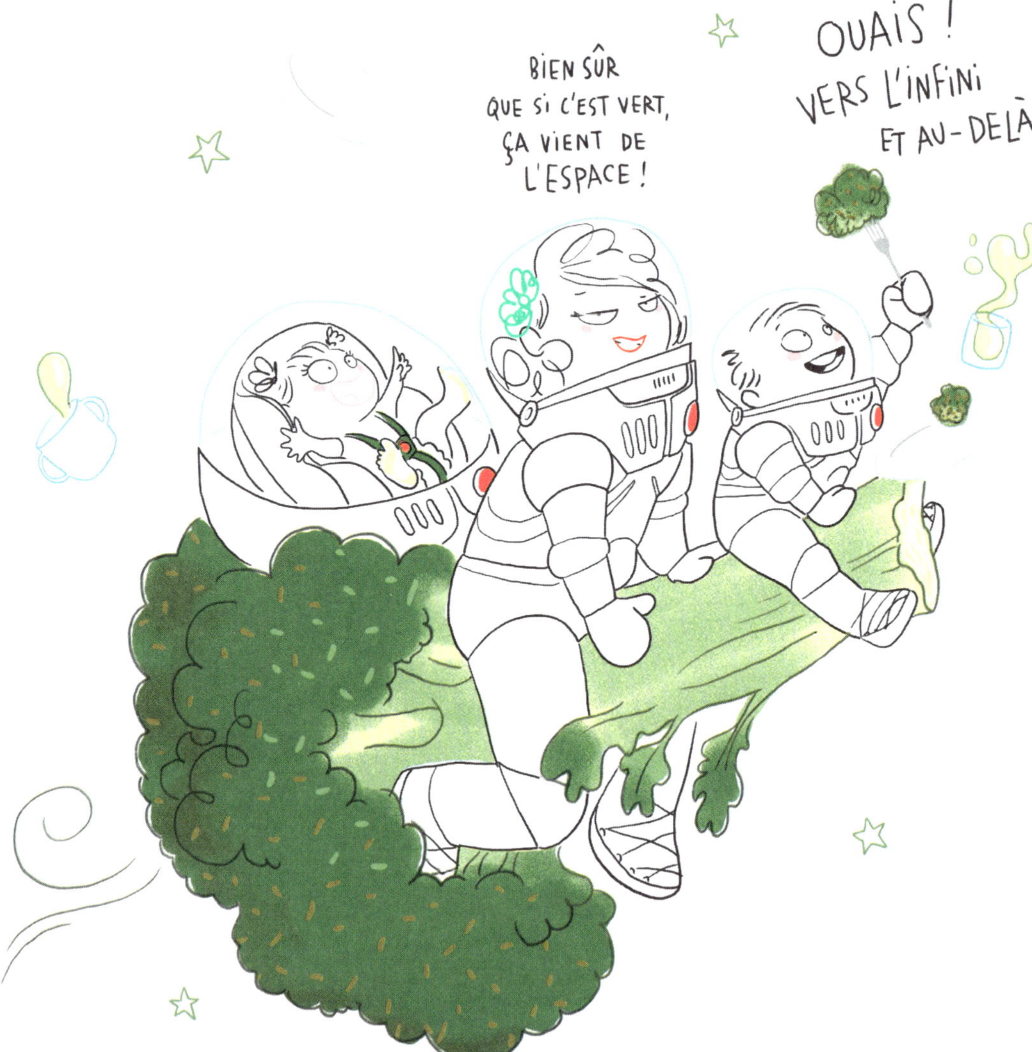
BIEN SÛR
QUE SI C'EST VERT,
ÇA VIENT DE
L'ESPACE !
OUAIS !
VERS L'INFINI
ET AU-DELÀ

Des légumes une fois par jour, c'est largement suffisant. Le soir de préférence : à midi, tu as besoin d'être rassasiée avec des féculents ! D'après mon expérience, la bonne attitude, c'est #keepcoolavecleslégumes.
Tout le monde peut cuisiner. Pas besoin d'être un grand chef pour faire une rat'atouille. Basta les complexes, et peu importe le résultat gustatif. Ce qui compte c'est de se faire plaisir. Alors joue avec les enfants, ou pas... fous le souk dans ta cuisine !
Ordo ab chao, YOLO !

Un adulte créatif
est un enfant
qui a survécu.
— Banksy

CROYANCE

#8

Pourquoi boire si je n'ai pas soif ?! *Est-ce que mon corps en a vraiment besoin ? En plus l'eau, c'est pas funky. Tu ne t'es jamais fait chambrer en commandant une eau minérale au café ou en demandant un verre d'eau à l'apéro ? Niveau visuel, ça n'attire pas l'œil. Niveau goût, peut mieux faire… Et quand il fait froid, moi, je préfère un thé ou une tisane, voire un vin chaud !*

J'AI PAS SOIF...

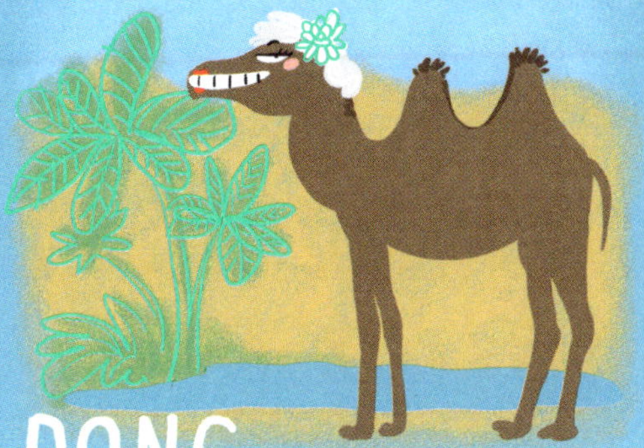

...DONC

INUTILE DE BOIRE

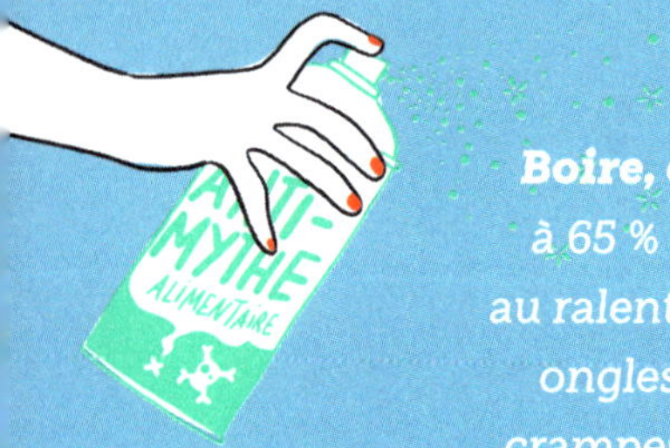

Boire, c'est vital. *Ton corps est constitué à 65 % d'eau. S'il est déshydraté, il tourne au ralenti. Fatigue, constipation, peau sèche, ongles ou cheveux cassants, migraines, crampes, infections urinaires... Ça te parle ? Hydrate ton corps et tu verras que tu seras* ***très vite récompensée****.*
Passer du mode stockage au mode déstockage, ça t'intéresse ? Parce que c'est exactement ce qui va se passer quand tu vas te mettre à boire de l'eau. Si tu ne penses pas à t'hydrater, personne ne le fera à ta place. Et sache que, quand la sensation de soif se fait sentir, il est (presque) trop tard : le corps souffre déjà de déshydratation.

Superqualifragilisticexpialidocious.*
– Mary Poppins

*Mot magique.

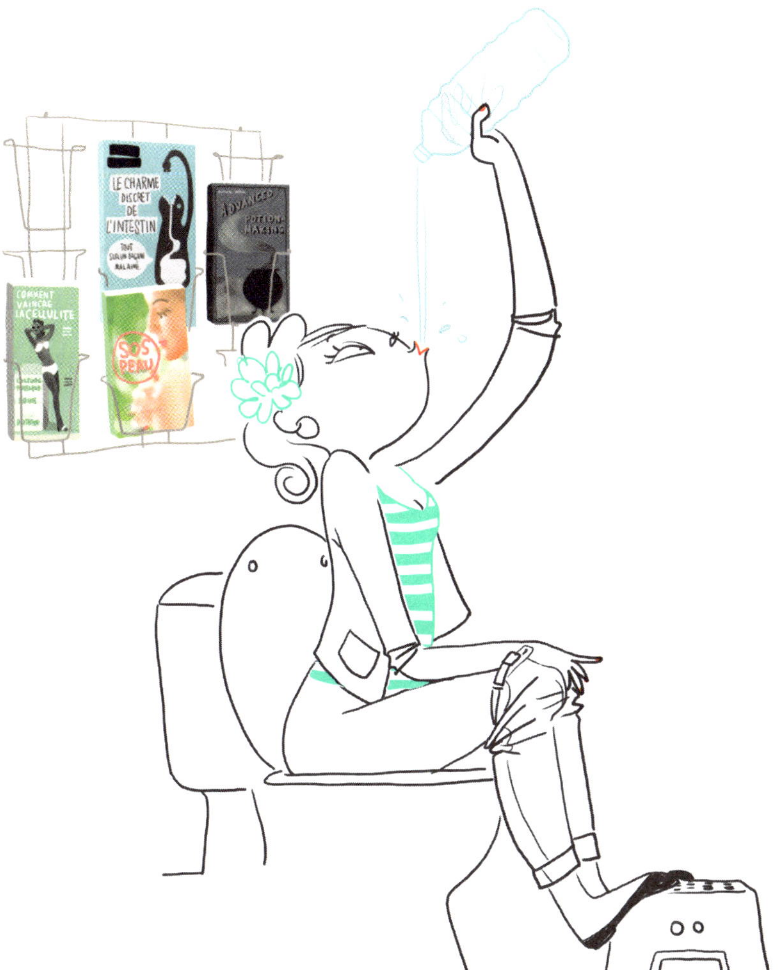
LE CHARME DISCRET DE L'INTESTIN
ADVANCED POTION-MAKING
COMMENT VAINCRE LA CELLULITE
SOS PEAU

Croyance #8

¿ POURQUOI S'HYDRATER ?

JE SUIS TRÈS HYDRATÉE, JE BOIS DU THÉ/CAFÉ/TISANE TOUTE LA JOURNÉE.

Désolée de te décevoir, mais l'hydratation, c'est **1,5 litre d'eau pure**, du robinet ou minérale, c'est comme tu veux. Les boissons chaudes (diurétiques), c'est en plus ! Quant aux eaux gazeuses, certaines sont très salées, et peuvent irriter les intestins fragiles.

ET POUR MA PEAU, MA CRÈME Q10 FAIT LE BOULOT.

Hydrater ta peau de l'extérieur, c'est bien, l'hydrater également **de l'intérieur**, c'est indispensable.

JE BOIS MON LITRE D'EAU PENDANT MON COURS DE SPORT, C'EST LARGEMENT SUFFISANT !

Boire en faisant sport, c'est **obligatoire** pour compenser la sudation. Mais cela ne suffit pas à hydrater ton corps pour le reste de la journée.

J'AI PEUR DE GONFLER SI JE BOIS TROP D'EAU.

Ce qui compte, c'est la régularité dans la journée. Boire toute une bouteille en rentrant chez soi le soir, c'est moins efficace. Et trop boire au cours du repas perturbe la digestion (gare à l'effet montgolfière).

BOIRE PAR PROCURATION, ÇA NE MARCHE PAS !
C'est tout à ton honneur de penser à prendre une petite bouteille d'eau pour tes enfants à la plage ou de leur servir systématiquement un verre d'eau à table. Mais toi ?

Le bon quota en eau pour le corps, c'est **1,5 litre d'eau TOUS LES JOURS**, 365 jours par an !

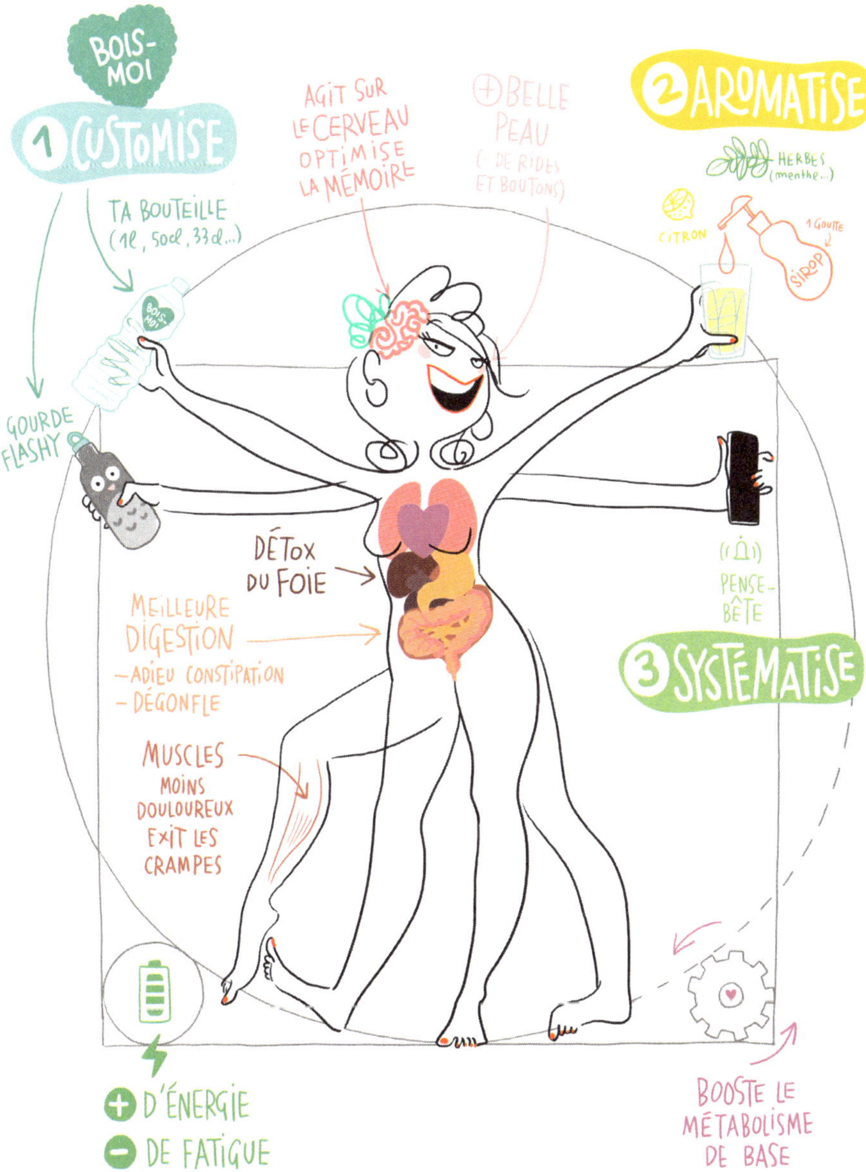
BOIS-MOI
1 CUSTOMISE
TA BOUTEILLE (1l, 50cl, 33cl…)
GOURDE FLASHY
AGIT SUR LE CERVEAU OPTIMISE LA MÉMOIRE
+ BELLE PEAU (- DE RIDES ET BOUTONS)
2 AROMATISE
HERBES (menthe…)
CITRON
1 GOUTTE
SIROP
DÉTOX DU FOIE
MEILLEURE DIGESTION
- ADIEU CONSTIPATION
- DÉGONFLE
MUSCLES MOINS DOULOUREUX EXIT LES CRAMPES
PENSE-BÊTE
3 SYSTÉMATISE
+ D'ÉNERGIE
- DE FATIGUE
BOOSTE LE MÉTABOLISME DE BASE

PROTOCOLE ANTI-GONFLETTE

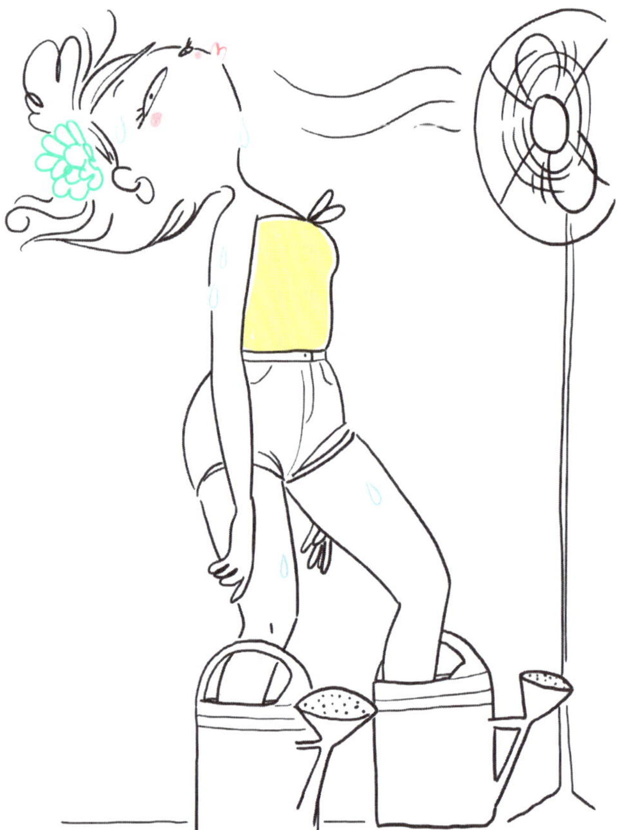

Jambes lourdes, cellulite, sensation d'être boudinée dans tes vêtements et dans tes pompes ? Remercie bien tes hormones, en partie à l'origine de la gonflette des femmes. **Ce n'est pas une fatalité, passe à l'action !**

CADEAU BONUS !

À TESTER ABSOLUMENT !
Et comme tu es généreuse, partage avec tes copines !

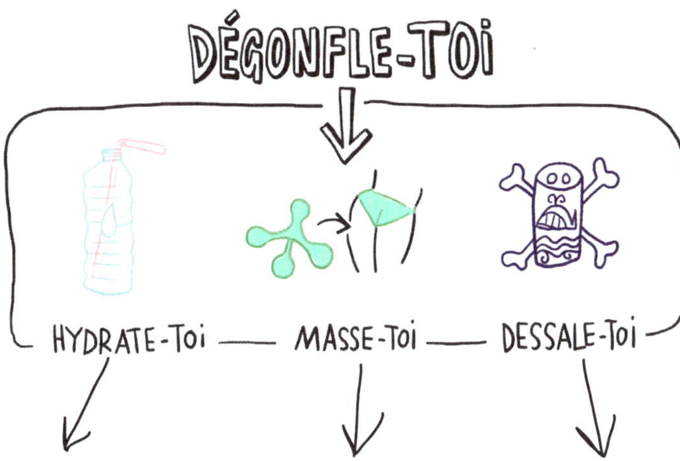

- **Au réveil**, effet **détox** avec un grand verre d'eau pour éliminer les toxines accumulées pendant la nuit.
- **À chaque repas**, pas plus de **1 à 2 verres** d'eau (ventre en montgolfière).
- **Boire régulièrement entre les repas**.

Un palper-rouler maison en insistant bien sur les zones à cellulite pour casser les capitons et relancer la **circulation sanguine et lymphatique**. Et surtout parle à ton corps avec bienveillance et amour, il t'en sera reconnaissant à vie !

Le sel est l'ennemi numéro UN des femmes. Il retient l'eau, c'est lui qui te **fait gonfler** ! Nos besoins en sel sont très faibles (6 g par jour) et tous les aliments apportent du sel. **Méfie-toi** des pièges salés, le sel se cache partout. → p. 107

Dégonfle en quelques jours avec plus d'eau et moins de sel : résultat ***garanti et sans régime !***

TROP DE SEL → RÉTENTION D'EAU → CELLULITE → RALENTISSEMENT DU SYSTÈME DIGESTIF → HYPERTENSION → PROBLÈMES CARDIO-VASCULAIRES → FATIGUE

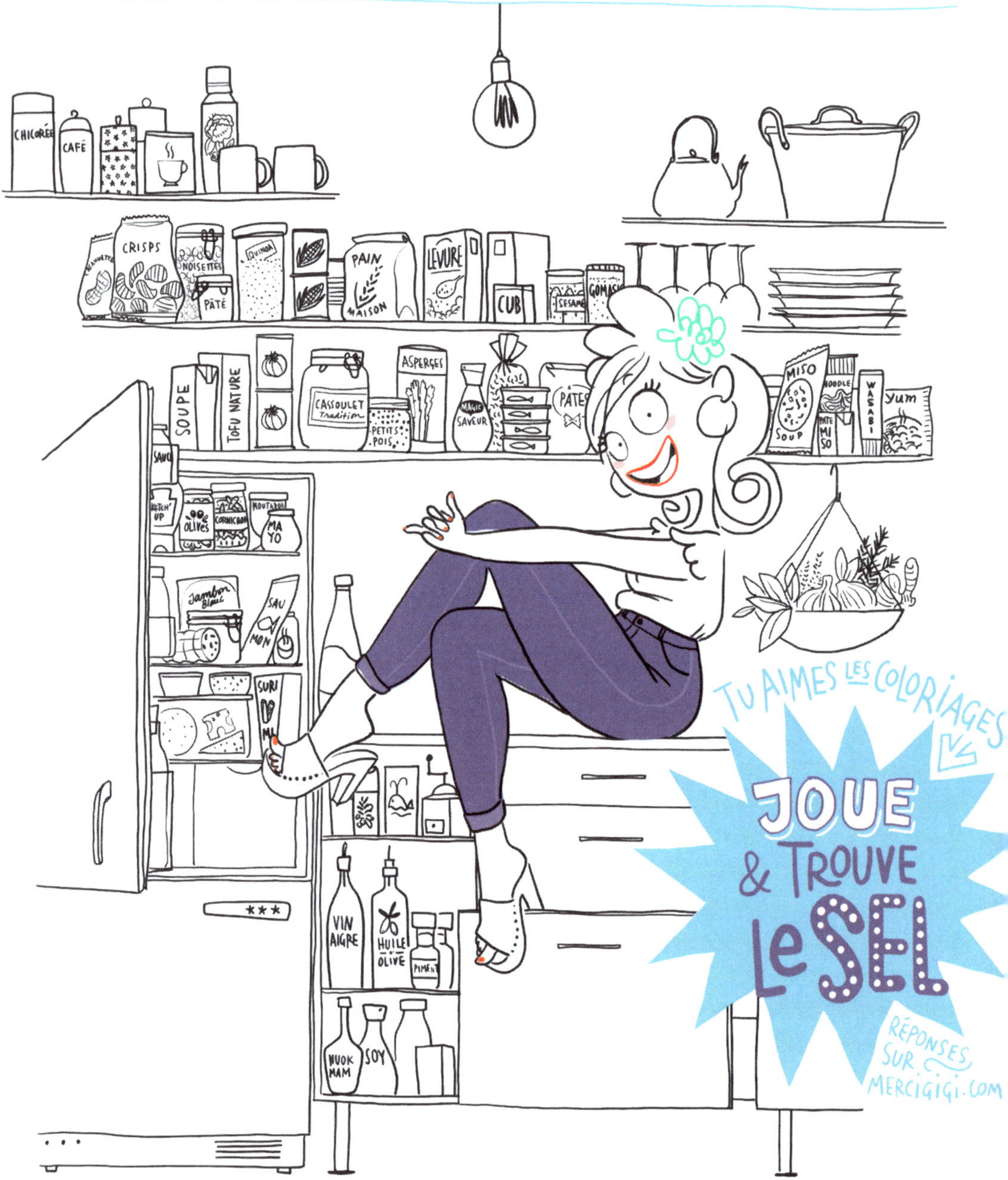

Ce n'est pas parce que tu n'as pas soif qu'il ne faut pas boire. **Ton corps a besoin d'eau tout au long de la journée.** *Penser aux autres, c'est bien, penser à soi, c'est la moindre des choses ! Charité bien ordonnée commence par soi-même. Faire l'effort de s'hydrater nécessite de changer ses habitudes. Ce n'est pas une mince affaire. Cela implique de* **faire de soi une priorité.** *Toi seule peux décider d'emprunter courageusement ce chemin qui mène vers le bien-être. Crois-moi, le jeu en vaut la chandelle et tu en sortiras toujours* **gagnante** *!*

Ce n'est pas quand tu as soif
qu'il faut creuser un puits,
petit scarabée.
– Proverbe chinois

CROYANCE

#9

La case « souffrance » est-elle vraiment le passage obligé quand on veut perdre du poids ? N'y a-t-il pas un chemin plus doux que celui de la restriction, de la privation et de la frustration ? Et puis, qu'est-ce qui nous pousse à vouloir maigrir à tout prix ? Est-ce qu'atteindre son poids idéal est la garantie d'un bien-être pérenne ? **Pourquoi tant de haine ?**

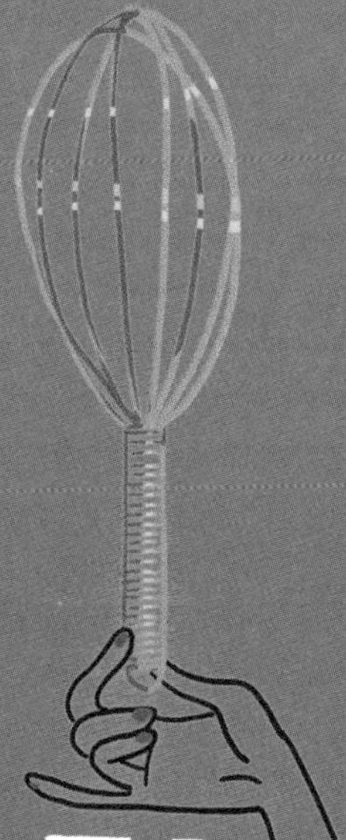

IL FAUT SOUFFRIR POUR MAIGRIR

*Déjà que la gym c'est dur,
alors le « ré-gym » n'en parlons pas ! Le régime,
c'est vendeur et attirant : maigrir vite.
Quelle belle (fausse) promesse qui te donne
l'illusion que tu contrôles ton corps !
Malheureusement, cette sensation grisante
de toute-puissance est fugace.
Rattrapée par la frustration, tu craques…
Le masochisme a ses limites quand même !
Efficace à court terme, le régime se révèle
contre-productif et destructeur à moyen
ou long terme. Dans le monde des régimes,
quel que soit le chemin emprunté, le résultat
est le même : retour à la case départ, voire
régression, puisque* ***le corps et le mental
y laissent des plumes.***

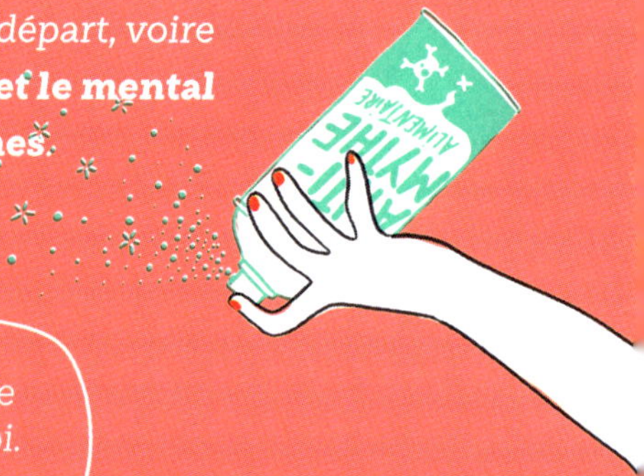

J'accepte la grande
aventure d'être moi.
— Simone de Beauvoir

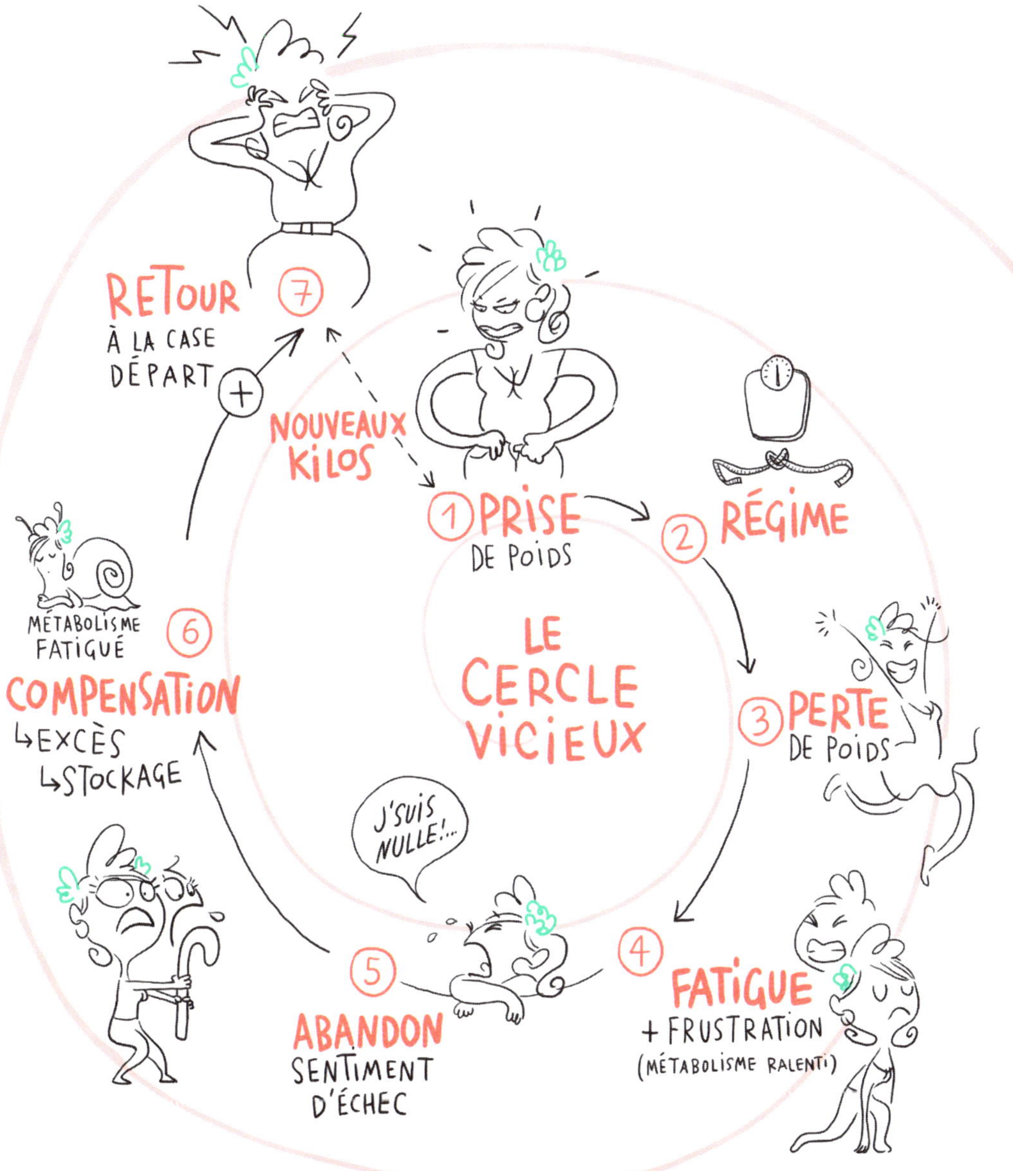
LE CERCLE VICIEUX
1 PRISE DE POIDS
2 RÉGIME
3 PERTE DE POIDS
4 FATIGUE
+ FRUSTRATION
(MÉTABOLISME RALENTI)
J'SUIS NULLE !...
5 ABANDON
SENTIMENT D'ÉCHEC
MÉTABOLISME FATIGUÉ
6 COMPENSATION
↳EXCÈS
↳STOCKAGE
+
7 RETOUR À LA CASE DÉPART
NOUVEAUX KILOS

MA BALANCE, JE M'EN BALANCE ?

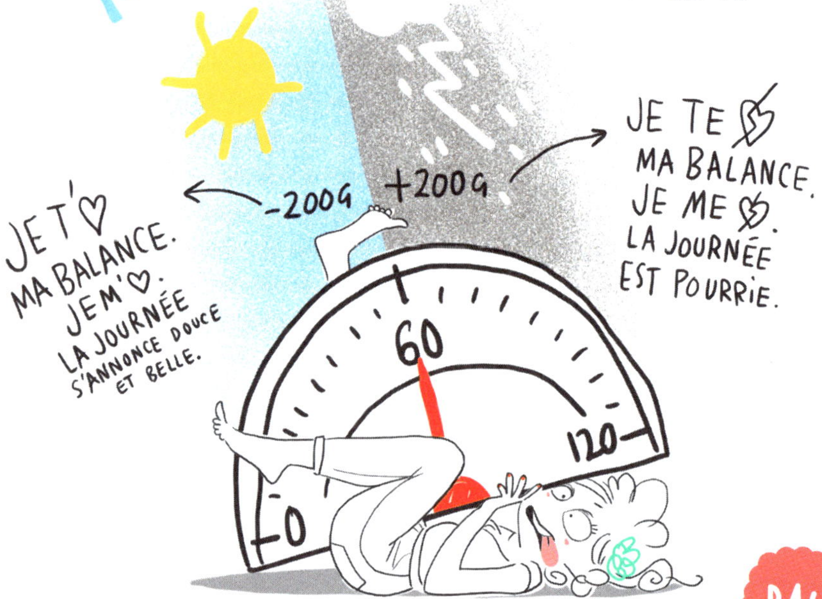

BALANCE-MOI

Remplace ta balance par le **VÊTEMENT TEST.** Fais confiance à ta perception corporelle !

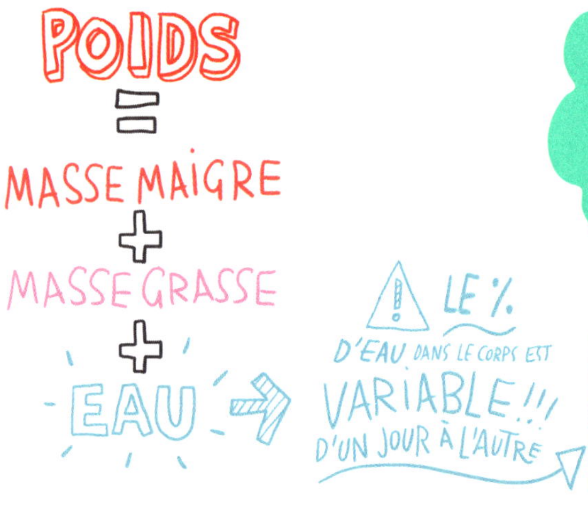

Tu gonfles quand :
- il fait chaud ;
- tu manges très salé ; → p. 105
- tu bois de l'alcool ;
- tes hormones font la fiesta.

LE POIDS IDÉAL, C'EST LA TAILLE MOINS 10 ?

La notion de poids idéal est très subjective. Des femmes du même âge et de la même taille peuvent avoir une morphologie, un métabolisme de base → p. 77, et une perception corporelle complètement différents. Tu es la mieux placée pour savoir comment tu te sens dans ton corps.

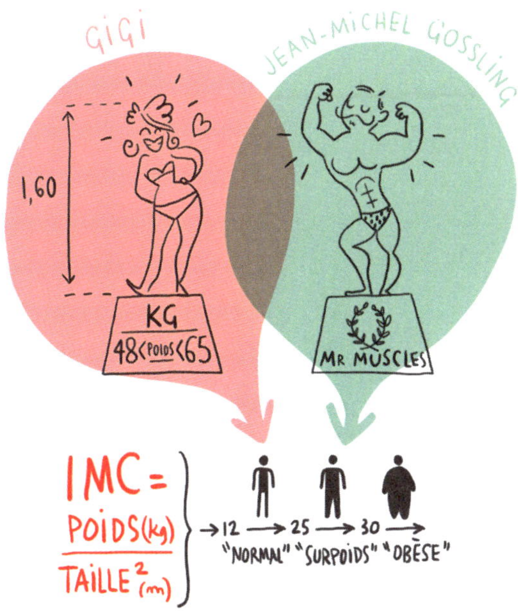

C'EST IMPORTANT DE CALCULER SON IMC POUR SAVOIR SI SON POIDS EST DANS LA NORME ?

L'IMC est un outil de vieux schnock en blouse blanche, et ça fait surtout culpabiliser.

QUELLE EST LA DIFFÉRENCE ENTRE LE POIDS IDÉAL ET LE POIDS DE FORME ?

Poids de forme = poids d'équilibre. Ton corps fonctionne bien, il est content !

Poids idéal = poids fantasmé à travers le filtre des images de corps « parfaits » qui t'entourent.

Trouve un compromis
entre ton poids de forme et ton poids idéal.

Croyance #9

LÈVE-TOI ET MÂCHE !

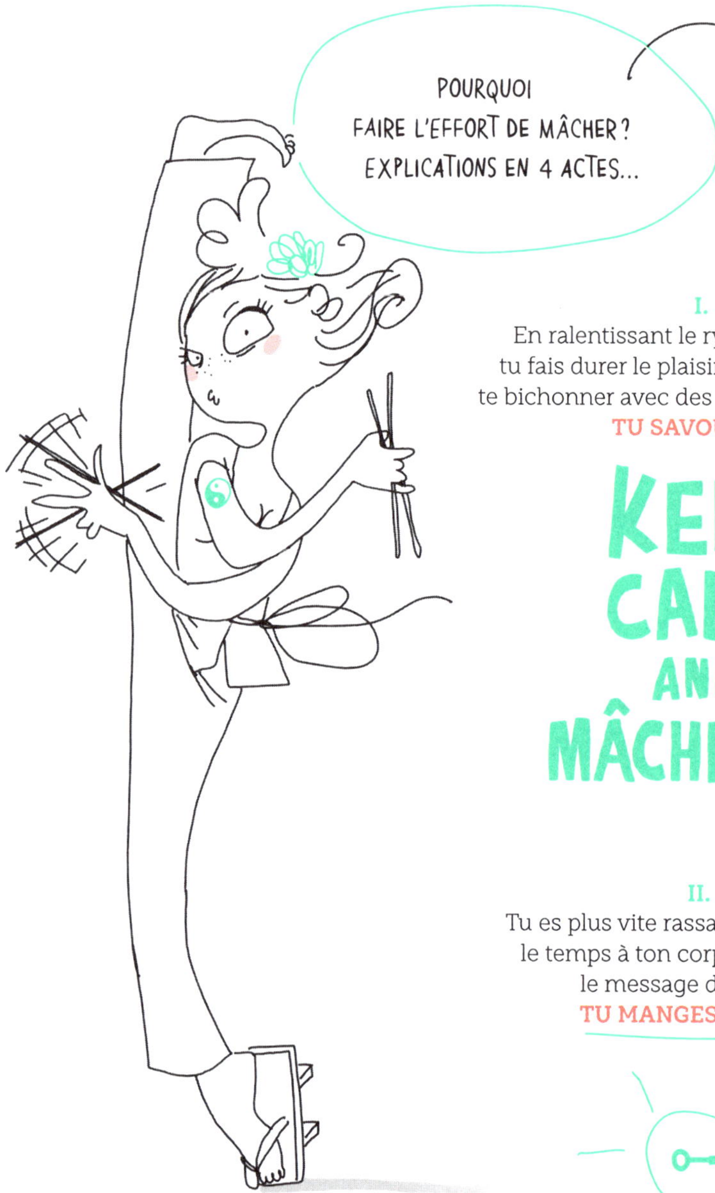

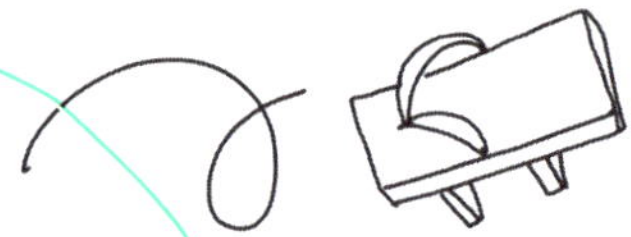

I.
En ralentissant le rythme du repas, tu fais durer le plaisir. D'où l'intérêt de te bichonner avec des plats que tu aimes.
TU SAVOURES !

KEEP CALM AND MÂCHE-ON

II.
Tu es plus vite rassasiée si tu laisses le temps à ton corps de t'envoyer le message de satiété.
TU MANGES MOINS !

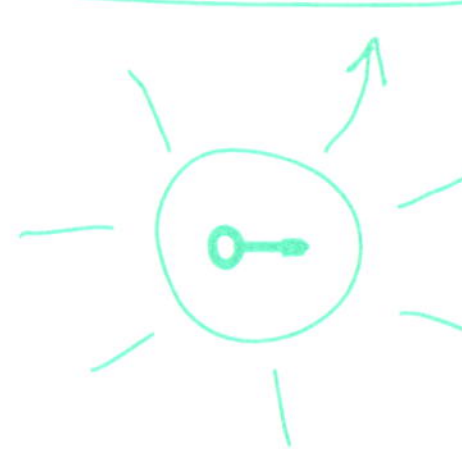

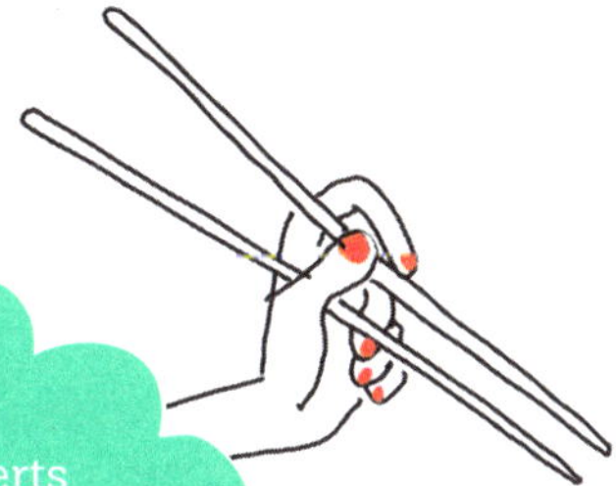

JOUE !
Remplace tes couverts
par des **baguettes**. Sauf si
tu es asiatique ou nem *addict*
car ce serait de la triche !

III.

Quand tu mâches-on, les aliments sont transformés en nutriments et prêts à être assimilés. Fini le ventre de femme enceinte après chaque repas gobé en cinq minutes. **TON SYSTÈME DIGIGISTIF EST HEUREUX !**

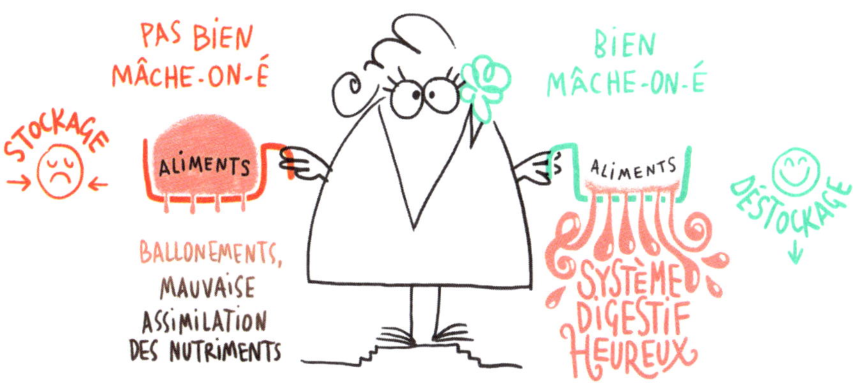

IV.

Les nutriments sont bien répartis, utilisés et brûlés par l'organisme, donc tu DÉSTOCKES = **TU AUGMENTES TES CHANCES DE MAIGRIR !**

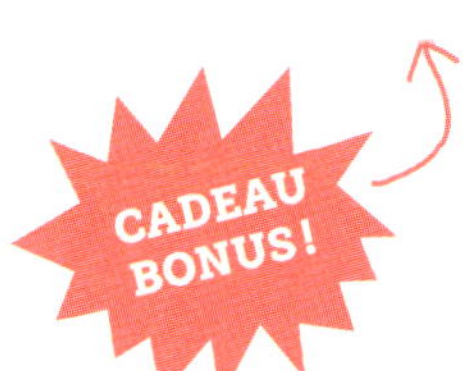

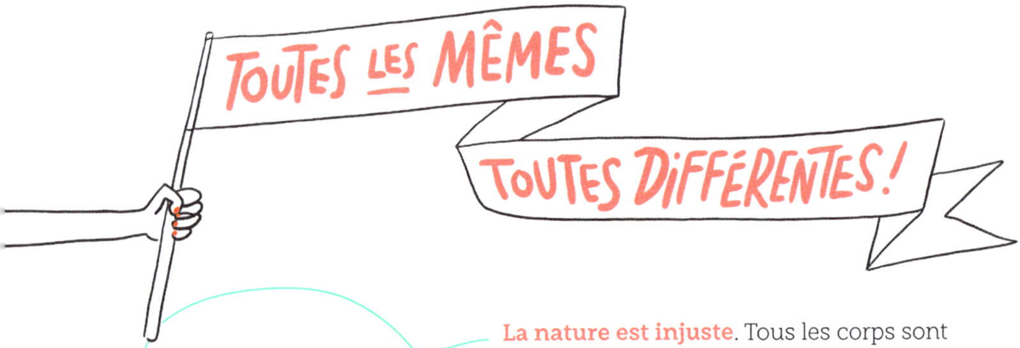

MA SŒUR SE GAVE DE CHOCOLAT ET DE CHIPS ET RESTE FILIFORME.

La nature est injuste. Tous les corps sont différents et fonctionnent différemment, y compris au sein d'une même fratrie. Le métabolisme de base dépend en grande partie du patrimoine génétique. Ce n'est pas parce que tu as hérité d'un métabolisme paresseux que tu ne peux pas te sentir bien dans ton corps !

MON MEC MANGE COMME QUATRE ET NE PREND PAS UN GRAMME.

C'est physiologique ! L'homme produit du muscle, la femme du gras…

J'AI PERDU LE CONTRÔLE DE MON CORPS.

Le métabolisme de base évolue avec l'âge et les chamboulements hormonaux liés à la puberté, à la grossesse, à la ménopause, aux maladies, aux chocs émotionnels…

J'AIME PAS MON CORPS.

Manger touche à l'intime et à ton histoire personnelle. Ça vaut la peine **d'explorer les causes** de ton malaise, pour te sentir bien dans ton corps et retrouver un équilibre alimentaire pérenne. Consulte, fais-toi aider par un professionnel.

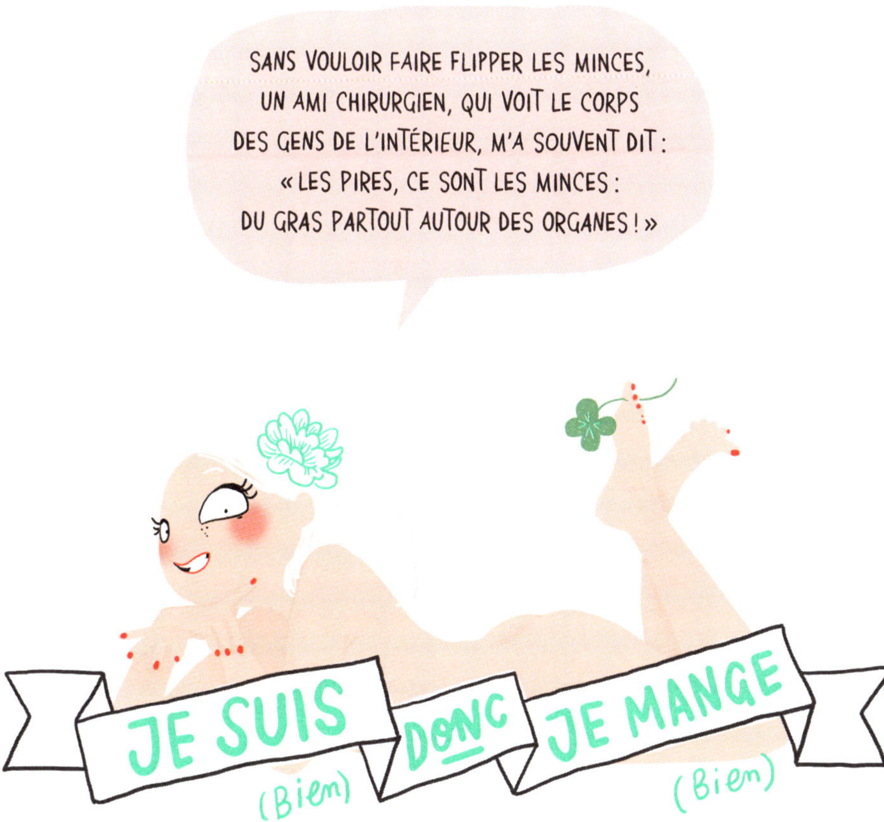
SANS VOULOIR FAIRE FLIPPER LES MINCES, UN AMI CHIRURGIEN, QUI VOIT LE CORPS DES GENS DE L'INTÉRIEUR, M'A SOUVENT DIT : « LES PIRES, CE SONT LES MINCES : DU GRAS PARTOUT AUTOUR DES ORGANES ! »
JE SUIS (Bien) DONC JE MANGE (Bien)

Fais la paix avec ton corps **#bodypositive** !

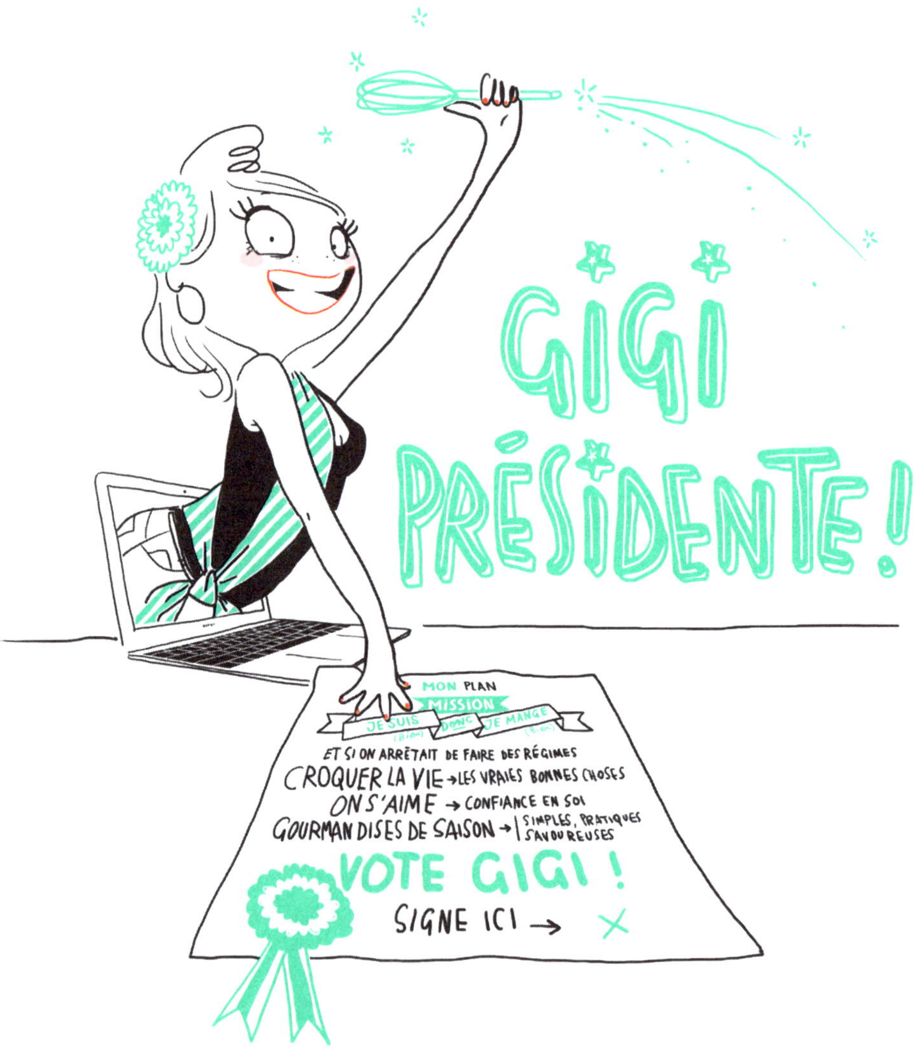
GIGI PRÉSIDENTE !
MON PLAN
MISSION
JE SUIS (Bien) DONC JE MANGE (Bien)
ET SI ON ARRÊTAIT DE FAIRE DES RÉGIMES
CROQUER LA VIE → LES VRAIES BONNES CHOSES
ON S'AIME → CONFIANCE EN SOI
GOURMANDISES DE SAISON → SIMPLES, PRATIQUES SAVOUREUSES
VOTE GIGI !
SIGNE ICI →

Avant de te mettre au régime, fais un point sur les **raisons** *qui te poussent à vouloir perdre du poids à tout prix. Ne mets pas la charrue avant les bœufs.* **Lâche prise** *en ce qui concerne ton corps, laisse-le un peu tranquille. Arrête de lutter, tu mènes une bataille vaine contre toi-même ! Oublie les comparaisons avec les couvertures des magazines. À chacune ses charmes et ses beautés. DÉZOOME et emprunte une voie douce qui te mènera paisiblement au bien-être.* ***La légèreté est le chemin.***

Sois toi-même,
les autres sont déjà pris.
– Oscar Wilde

CROYANCE

#10

La gourmandise passe pour un vilain défaut. Elle est associée à l'excès, au risque de surpoids et à la ***culpabilité****, particulièrement chez les femmes. On dit plus facilement d'une petite fille qui mange trop de sucre qu'elle est « gourmande », alors que son petit frère est qualifié de « bon mangeur ». Trop manger,* ***c'est mal*** *! Mais il faut terminer son assiette, parce que c'est moche de gaspiller. Des injonctions parfois contradictoires qui sèment le doute et culpabilisent…*

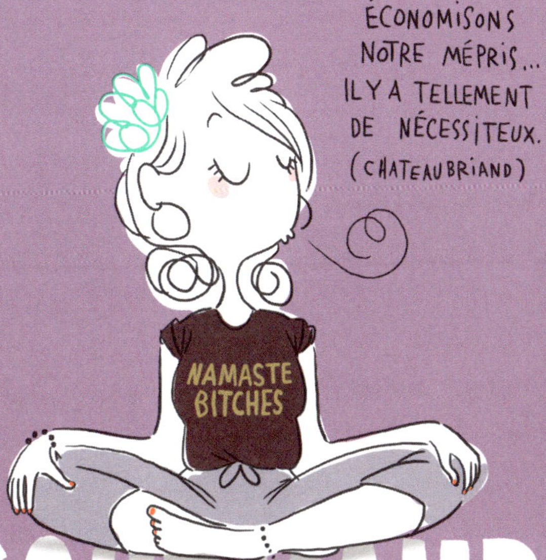
ÉCONOMISONS NOTRE MÉPRIS... IL Y A TELLEMENT DE NÉCESSITEUX.
(CHATEAUBRIAND)
NAMASTE BITCHES

LA GOURMANDISE EST UN VILAIN DÉFAUT

Dans notre culture, la gourmandise est directement associée à un plaisir coupable. Elle est d'ailleurs souvent confondue avec la gloutonnerie, un des sept péchés capitaux. Est-ce une excuse pour expliquer la difficulté à manger avec modération ? D'autant que plus on essaye de résister à la tentation, plus on craque. Alors, à quoi bon culpabiliser ? Là où il y a de la gêne, il n'y a pas de plaisir. Cassons nos chaînes ! Qu'est-ce qu'on attend pour être heureux ?

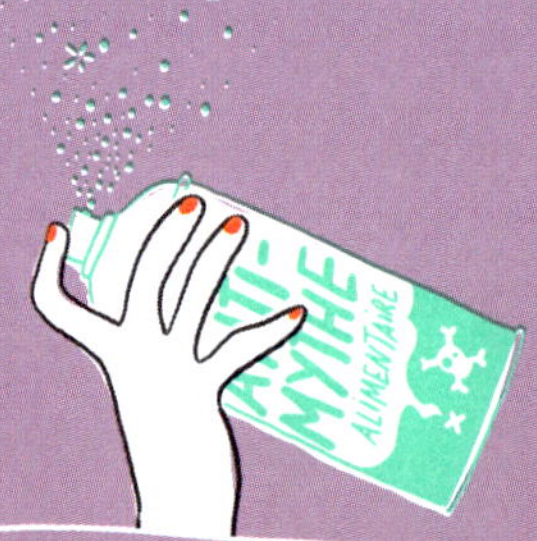

Aucun aliment n'est mauvais en soi et de toute façon, on finit toujours par consommer avec excès ce que l'on s'interdit.
– Gérard Apfeldorfer

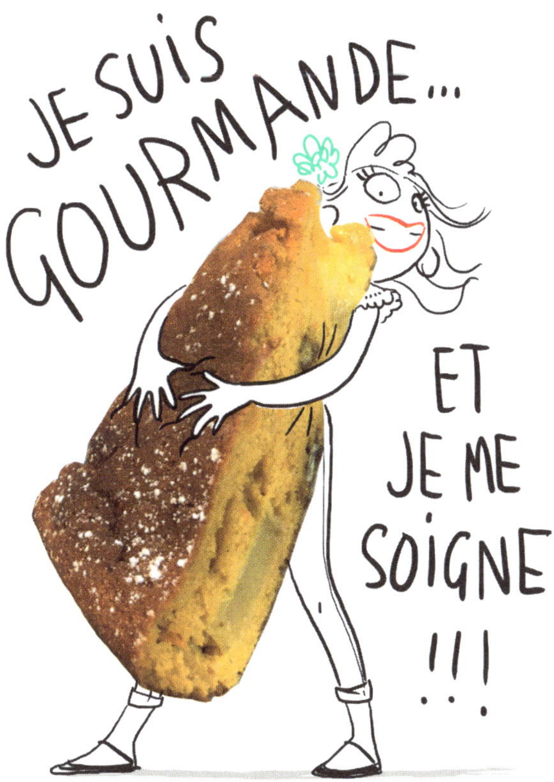
JE SUIS
GOURMANDE...
ET
JE ME
SOIGNE
!!!

DOIS-JE RÉSISTER À MES ENVIES ?

L'ENVIE est la manifestation d'un **BESOIN** :

→ PHYSIOLOGIQUE
Tu as envie de manger parce que tu as **faim**. Combler un besoin physiologique en apportant les bons carburants à ton organisme dans la journée permet de limiter les fringales. → p. 43

→ ÉMOTIONNEL
Tu as envie de manger parce que tu as besoin de **réconfort**, tu n'es pas un robot. Répondre à ce besoin sans culpabiliser permet d'éviter les excès. Les envies, c'est comme un boomerang. Si tu essayes de t'en débarrasser en les lançant le plus loin possible, elles te reviennent en pleine face force XXL.

DÉDRAMATISE. L'équilibre, c'est la flexibilité. Un peu d'indulgence, tout ne se joue pas sur un craquage !

LA CULPABILITÉ EST NÉFASTE

* **pour le corps** = sécrétion des hormones du stress,
  = stockage,
* **pour la tête** = impossibilité de gérer les quantités.

KIT DE SURVIE À L'ENVIE
* **ZEN** : respire.
* **FENG SHUI** : assieds-toi, à table ou dans un endroit dédié.
* **PLEINE PRÉSENCE** : ne fais que ça.
* **PLAISIR : éveille tes sens,** déguste en mangeant lentement. → p. 114

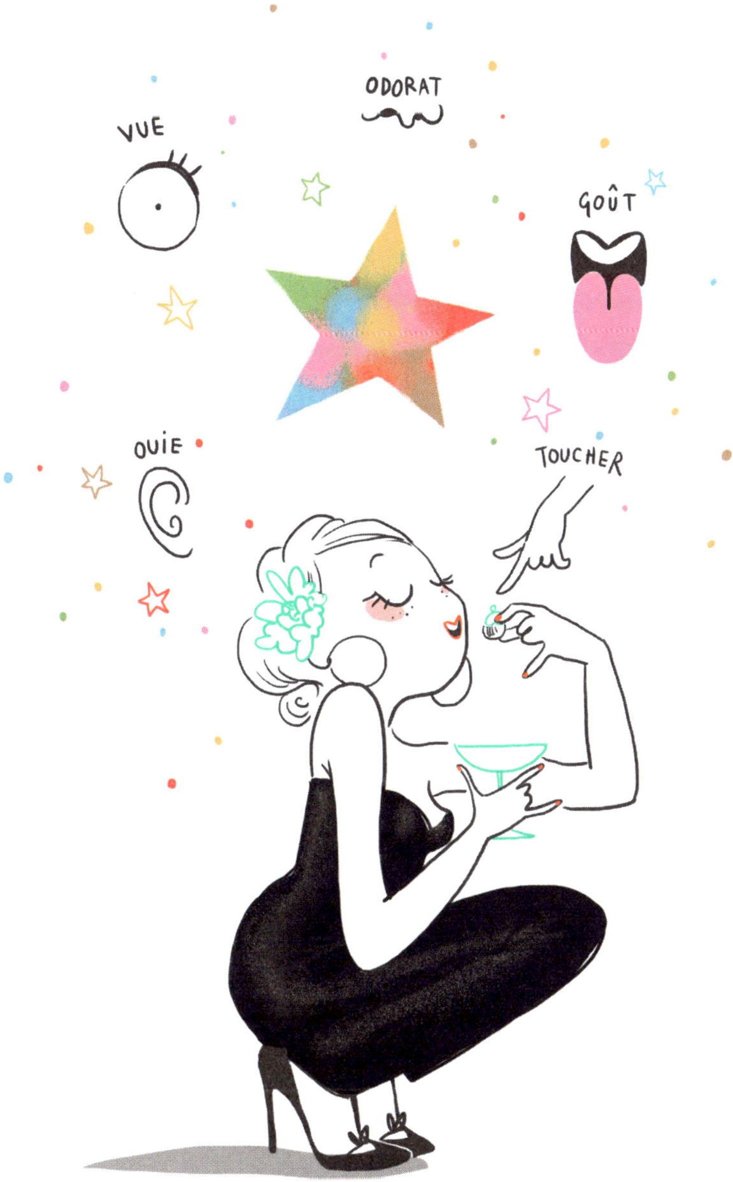

O→ Accueille tes **envies** comme des **amies** qui te veulent du bien.

LE PLAISIR OUI, MAIS PAS TROP ?

LE PLAISIR, C'EST MAL ?

Ne te frustre pas avec un aliment « raisonnable » alors que tu rêves d'un aliment « plaisir interdit », que tu finiras par manger en plus du reste. **Les ruses miteuses donnent des résultats piteux !**

JE STRESSE À CHAQUE REPAS FESTIF, RESTO OU INVITATION.

Pas de quoi stresser si tu fais un seul repas festif sur les quatorze repas de la semaine ! Le maître mot, c'est le PLAISIR **sans culpabilité !**

KIT DE SURVIE AUX EXTRAS

* **N'ARRIVE PAS AFFAMÉE.** Mange bien à midi et prends une collation en fin de journée pour éviter de te lâcher sur l'apéro ou de vider la corbeille de pain.
* **SAVOURE**, mastique et profite du bon repas.
* **LE LENDEMAIN**, dîne léger.

*Remplis ton **réservoir plaisir à 100 %** à chaque repas.*

QUAND EST-CE QUE J'AI LE DROIT DE ME FAIRE PLAISIR ?

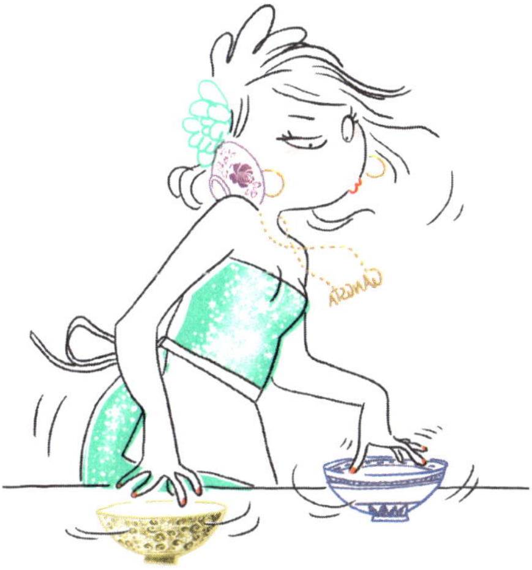

Tous les jours. Envisager chaque repas sous l'angle du plaisir est une perspective qui met du baume au cœur avant même de se mettre à table. Tu peux tout à fait remplir ton **réservoir plaisir à 100 %** avec des choses très simples, à assembler ou cuisiner, selon le temps dont tu disposes, ton humeur, tes envies et ta faim. « Plaisir » ne rime pas avec « malbouffe. »

TABLE DE MIXAGE

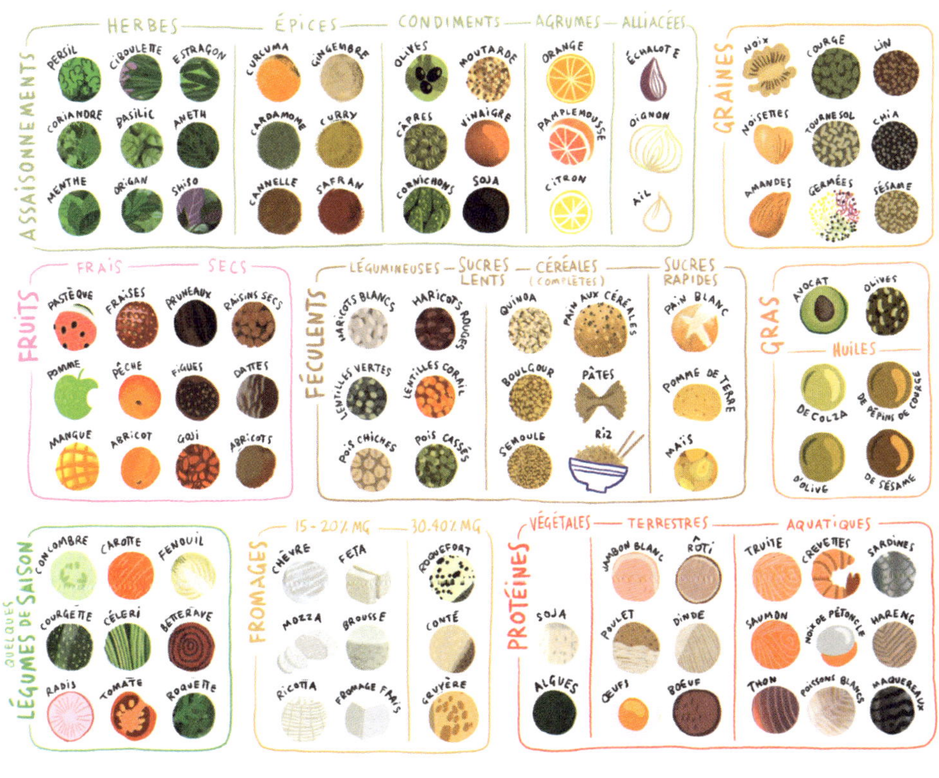
ASSAISONNEMENTS
HERBES
PERSIL
CIBOULETTE
ESTRAGON
CORIANDRE
BASILIC
ANETH
MENTHE
ORIGAN
SHISO
ÉPICES
CURCUMA
GINGEMBRE
CARDAMOME
CURRY
CANNELLE
SAFRAN
CONDIMENTS
OLIVES
MOUTARDE
CÂPRES
VINAIGRE
CORNICHONS
SOJA
AGRUMES
ORANGE
PAMPLEMOUSSE
CITRON
ALLIACÉES
ÉCHALOTE
OIGNON
AIL
GRAINES
NOIX
COURGE
LIN
NOISETTES
TOURNESOL
CHIA
AMANDES
GERMÉES
SÉSAME
FRUITS
FRAIS
SECS
PASTÈQUE
FRAISES
PRUNEAUX
RAISINS SECS
POMME
PÊCHE
FIGUES
DATTES
MANGUE
ABRICOT
GOJI
ABRICOTS
FÉCULENTS
LÉGUMINEUSES
HARICOTS BLANCS
HARICOTS ROUGES
LENTILLES VERTES
LENTILLES CORAIL
POIS CHICHES
POIS CASSÉS
SUCRES LENTS
CÉRÉALES (COMPLÈTES)
QUINOA
PAIN AUX CÉRÉALES
BOULGOUR
PÂTES
SEMOULE
RIZ
SUCRES RAPIDES
PAIN BLANC
POMME DE TERRE
MAÏS
GRAS
AVOCAT
OLIVES
HUILES
DE COLZA
DE PÉPINS DE COURGE
D'OLIVE
DE SÉSAME
QUELQUES LÉGUMES DE SAISON
CONCOMBRE
CAROTTE
FENOUIL
COURGETTE
CÉLERI
BETTERAVE
RADIS
TOMATE
ROQUETTE
FROMAGES
15-20% MG
CHÈVRE
FETA
MOZZA
BROUSSE
RICOTTA
FROMAGE FRAIS
30-40% MG
ROQUEFORT
CONTÉ
GRUYÈRE
PROTÉINES
VÉGÉTALES
SOJA
ALGUES
TERRESTRES
JAMBON BLANC
RÔTI
POULET
DINDE
ŒUFS
BOEUF
AQUATIQUES
TRUITE
CREVETTES
SARDINES
SAUMON
NOIX DE PÉTONCLE
HARENG
THON
POISSONS BLANCS
MAQUEREAUX

LA BONNE QUANTITÉ ?

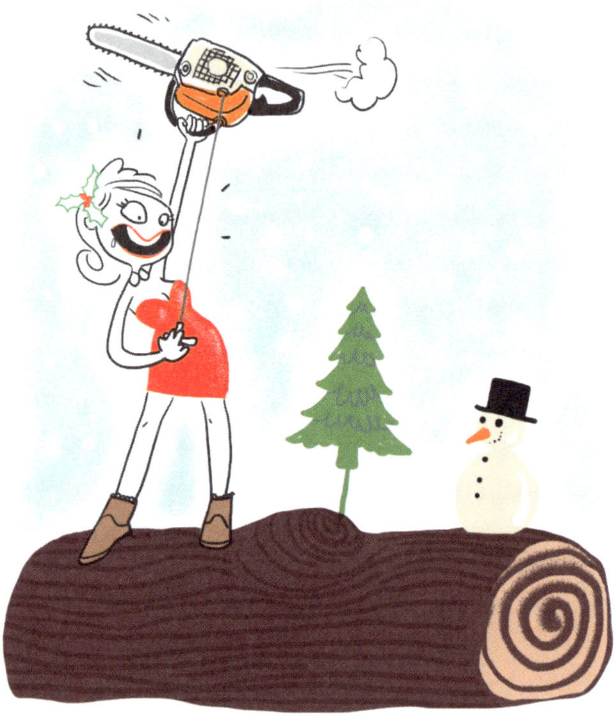

La notion de quantité est une donnée complexe qui nécessite une **bonne connaissance de soi** et une écoute quotidienne de ses besoins qui varient d'un jour à l'autre. Il est donc difficile de répondre précisément à cette question…

Pour trouver la bonne proportion, prends le temps d'une auto-évaluation. Avant de passer à table, inspire-toi de cette *bullet page*. **Aie confiance** en ton jugement et ton bon sens. **Écoute-toi.**

Esprit rigide et excité des proportions, ***relax*** *!*

À TABLE !

AVANT
Fais le point sur ton état et ton niveau de faim avant de commencer le repas. **Remplis** ton assiette en fonction (pas un 33-tours).

ÉTAT

- [ ] HORMONES (RÈGLES, SPM)
- [ ] STRESS
- [ ] FATIGUE
- [ ] ACTIVITÉ PHYSIQUE
- [ ] ACTIVITÉ CÉRÉBRALE

DOSE-MOI

SENSATIONS

- [ ] PEU FAIM
- [ ] FAIM
- [ ] TRÈS FAIM

RESPIRE

PENDANT
Keep calm and mâche-on.

- [ ] RESPIRE ! C'EST LA BASE
- [ ] MANGE LENTEMENT, MASTIQUE
- [ ] EN PLEINE PRÉSENCE, SANS RIEN FAIRE D'AUTRE
- [ ] ASSISE À TABLE
- [ ] POSE TES COUVERTS ENTRE DEUX BOUCHÉES
- [ ] ATTENDS D'AVOIR ENTIÈREMENT AVALÉ UNE BOUCHÉE AVANT D'EN PRENDRE UNE AUTRE

APRÈS
Fais le bilan.

- [ ] CHECKE TA SATIÉTÉ AVANT DE TE RESSERVIR
- [ ] FAIS UNE PAUSE D'AU MOINS 10 MINUTES AVANT LE DESSERT (SI TU AS ENCORE FAIM)

ÉCOUTE-TOI

JE SUIS GOURMANDE ...ET ALORS ?

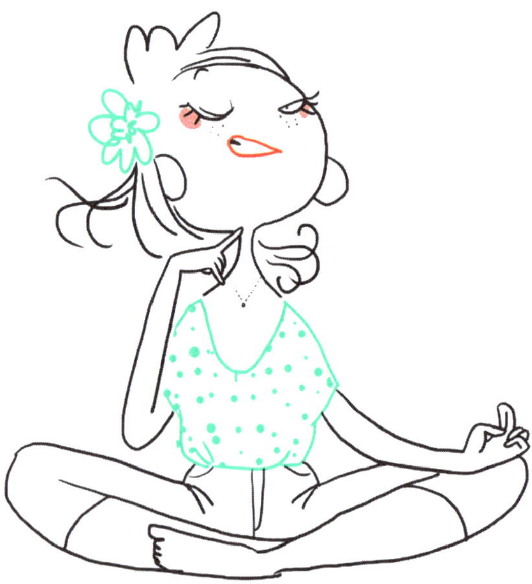

Et si le fil conducteur du bien-être était le plaisir, tout simplement ? Envisage la gourmandise comme une **qualité**, libère-toi d'un poids et surtout d'une culpabilité néfaste aussi bien pour le corps que pour l'esprit. **Le plaisir est le moteur d'une alimentation équilibrée**. Prendre le temps de choisir des aliments de qualité, préparer de bons repas sains et savoureux, manger en pleine présence, déguster... Autant d'étapes incontournables pour assumer et **vivre pleinement sa gourmandise**.

On ne peut vivre sans plaisir.
Notre vie se résumerait alors
à une interminable corvée.
– Frédéric Lenoir

ÉPILOGUE

#

Ton corps n'aspire à rien d'autre qu'à remplir sa mission. A minima rester en vie, a maxima péter le feu ! Pour cela, il a besoin d'être écouté, chouchouté. Il est content quand tu lui apportes les bons carburants, au bon moment, avec les quantités adaptées à ses besoins. Et là, c'est carton plein ! Reste à te libérer de toutes les croyances qui circulent et à te faire confiance. **La vérité est en toi.**

> *Nous pensons trop et nous sentons trop peu.*
> — Charlie Chaplin

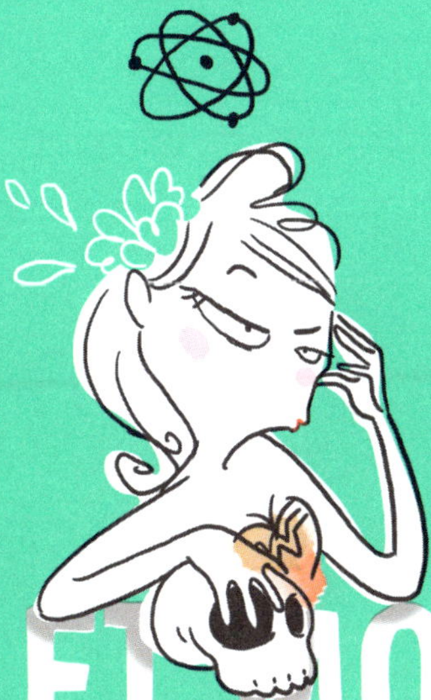

ET MON CORPS, IL EN PENSE QUOI ?

PRINCIPE DE RÉALITÉ

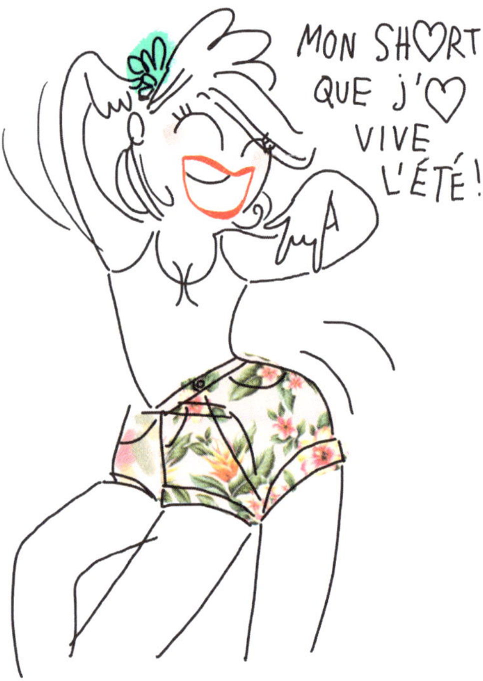
MON SH♡RT
QUE J'♡
VIVE
L'ÉTÉ !

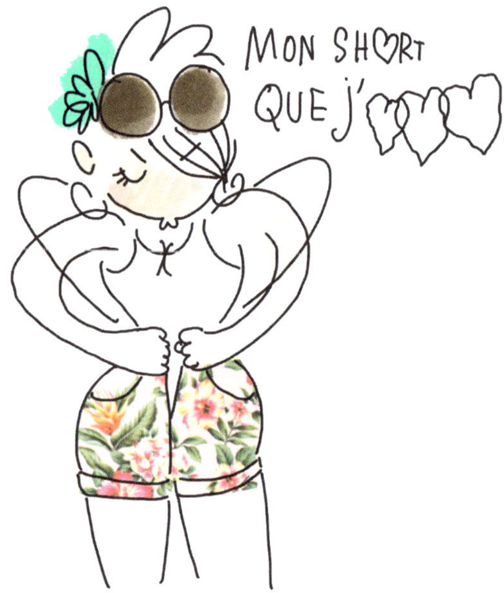
MON SH♡RT
QUE J'♡♡♡.

Chez mamie Jackie, au milieu des vignes, pas un bruit, dépaysement assuré, du vert à perte de vue. C'est le repos… et la BOUFFE ! Parce que chez mamie Jackie, on ne rigole pas avec les repas. C'est une tradition de longue date, la vie se passe en cuisine et à table. Pas moins de dix plats à chaque repas, midi et soir. Sans compter le combo brioche/confitures maison du petit déj'. Résultat des courses : je me sens un chouia serrée dans mon short fétiche à la fin de la semaine…

Semaine fiesta avec les copains et les enfants dans une maison au bord de l'eau. Fiesta, ça veut pas dire boîte de nuit jusqu'à 6 heures du mat (ça, c'était il y a vingt ans), c'est plutôt apéro du matin à partir de midi, apéro du soir à 18 heures au plus tard, et repas « légers » : grosses salades composées, plutôt à base de pâtes, riz et semoule. Sinon les enfants et les papas n'en mangent pas. Gros plateaux de charcuterie, de fromage, chips et biscuits apéro, pour les enfants, bien sûr ! Heureusement, les fruits d'été sauvent nos desserts… mais pas nos goûters (enfants obligent). Bref, je ne ferme plus le bouton de mon short fétiche…

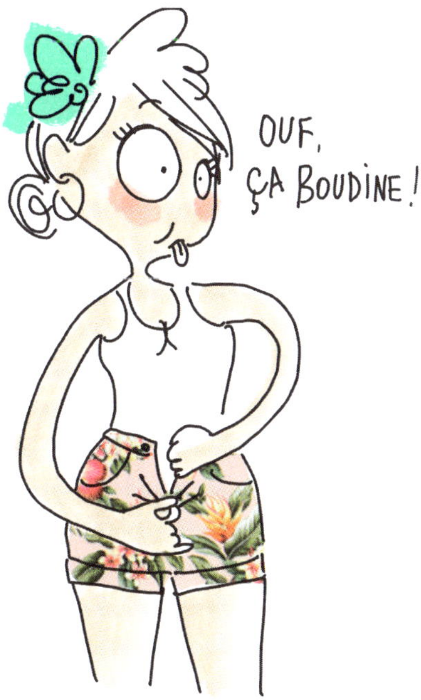
OUF,
ÇA BOUDINE !

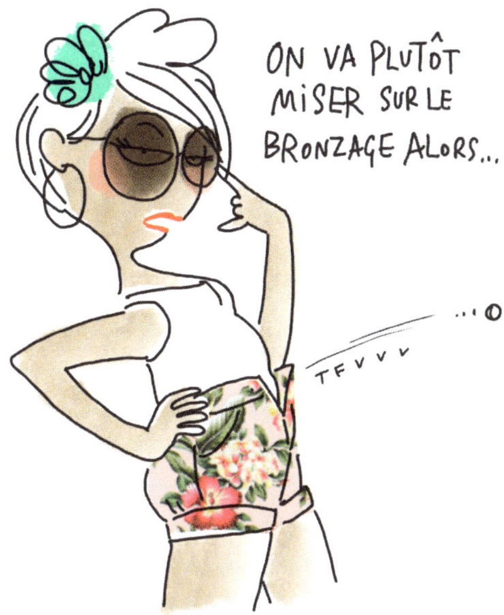
ON VA PLUTÔT MISER SUR LE BRONZAGE ALORS...

Semaine familiale en Italie… À nous pizzas, risottos, pasta, tiramisu, spritz et *tutti quanti* ! Mon short fétiche est rangé jusqu'à l'été prochain… *No comment !*

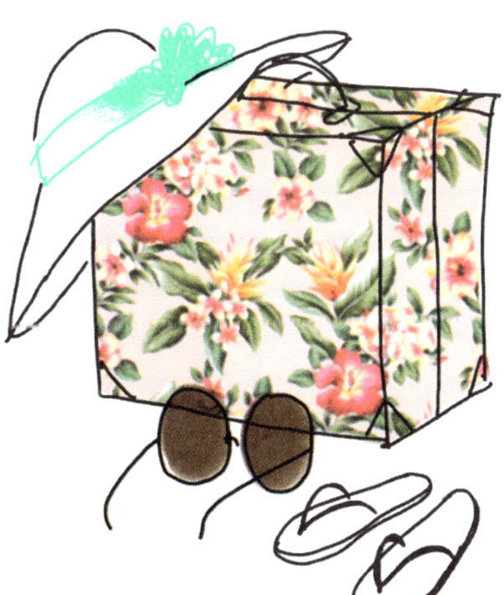

Bon, c'est là que je suis censée reprendre de bonnes habitudes alimentaires, manger léger, si ce n'est que le frigo est vide, que j'ai TROP envie de sucre et de gras. Ben oui, mon corps s'est habitué et il est en manque. J'ai envie de rester en mode vacances encore un petit peu. Traduction : **rester zen**.

FINALEMENT, ÇA SERT À QUOI DE MANGER ?

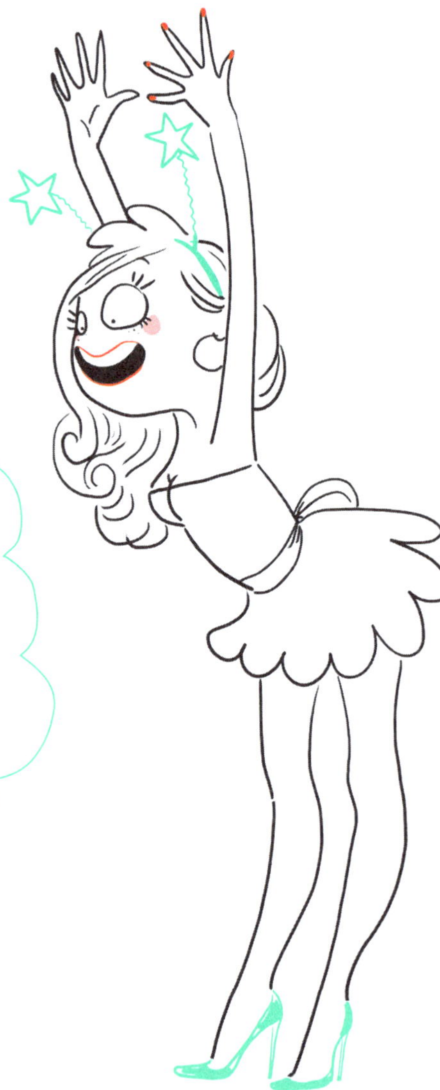

Manger est un moment essentiel aussi bien pour le corps que pour l'esprit. Il est important de s'y consacrer pleinement. **Débranche le pilote automatique** en te demandant pourquoi tu manges et **à quels besoins tu réponds** à chaque repas, en tenant compte du contexte.

Chaque repas remplit 4 fonctions :

★ **physiologique**
corps, santé, forme, carburant ;

★ **affective**
réconfort, plaisir, gestion des émotions ;

★ **sociale**
appartenance au groupe, positionnement identitaire ;

★ **organisationnelle**
structuration du temps et de l'espace.

Les identifier t'aidera à répondre avec justesse à tes besoins et à trouver ton équilibre.

La grande aventure du repas, c'est un scénario différent à chaque fois, dans lequel tu es actrice et metteure en scène. Mets-y de l'émotion, de l'action, des surprises, ***in fine* du PLAISIR !**

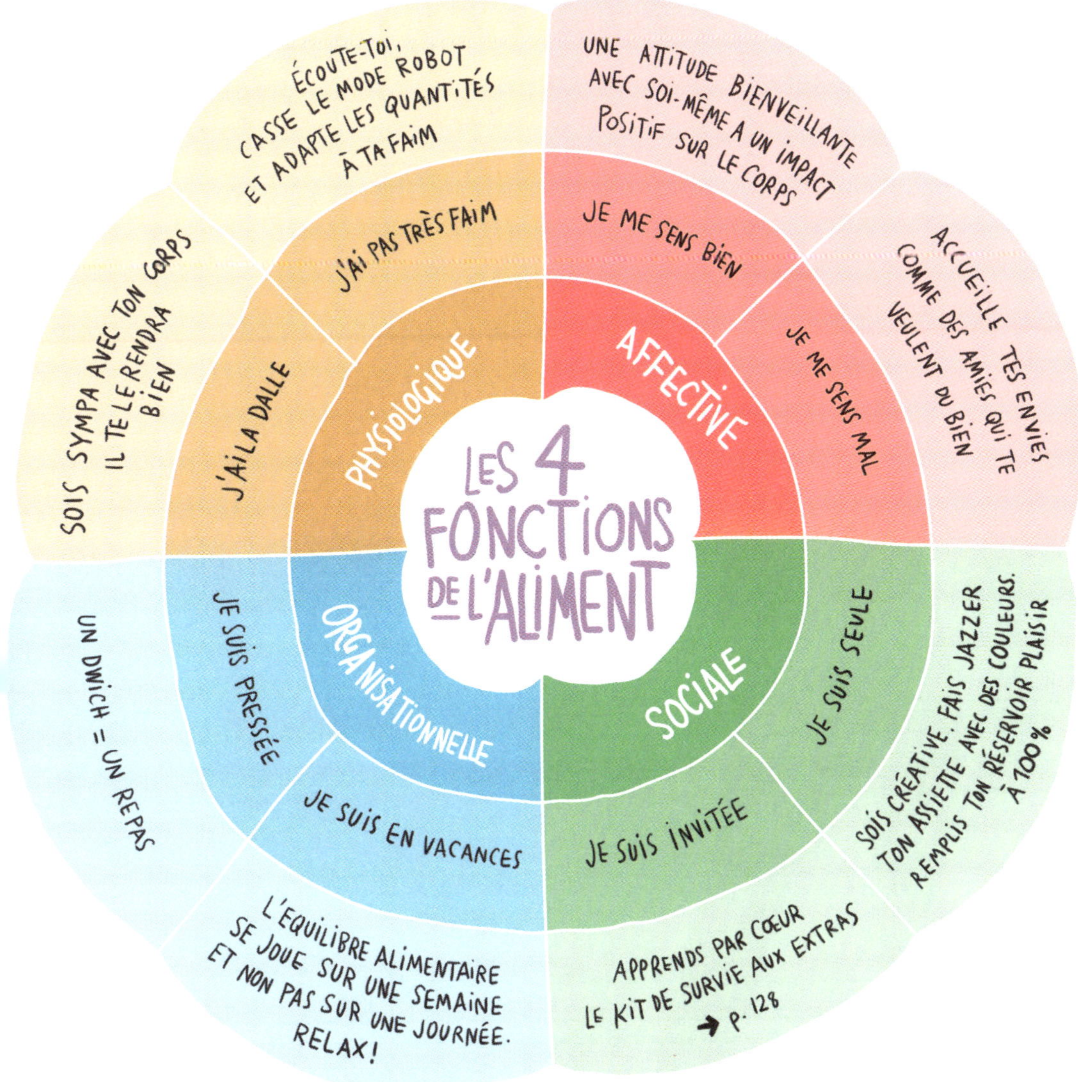
LES 4 FONCTIONS DE L'ALIMENT
PHYSIOLOGIQUE
AFFECTIVE
ORGANISATIONNELLE
SOCIALE
J'AI PAS TRÈS FAIM
ÉCOUTE-TOI, CASSE LE MODE ROBOT ET ADAPTE LES QUANTITÉS À TA FAIM
J'AI LA DALLE
SOIS SYMPA AVEC TON CORPS IL TE LE RENDRA BIEN
JE ME SENS BIEN
UNE ATTITUDE BIENVEILLANTE AVEC SOI-MÊME A UN IMPACT POSITIF SUR LE CORPS
JE ME SENS MAL
ACCUEILLE TES ENVIES COMME DES AMIES QUI TE VEULENT DU BIEN
JE SUIS PRESSÉE
UN DWICH = UN REPAS
JE SUIS EN VACANCES
L'EQUILIBRE ALIMENTAIRE SE JOUE SUR UNE SEMAINE ET NON PAS SUR UNE JOURNÉE. RELAX !
JE SUIS SEULE
SOIS CRÉATIVE. FAIS JAZZER TON ASSIETTE AVEC DES COULEURS. REMPLIS TON RÉSERVOIR PLAISIR À 100 %
JE SUIS INVITÉE
APPRENDS PAR CŒUR LE KIT DE SURVIE AUX EXTRAS
→ P. 128

Débranche le pilote automatique en identifiant tes besoins à chaque fois que tu manges.

Il ne suffit pas de casser un mythe pour s'en défaire.
— Gérald Bronner

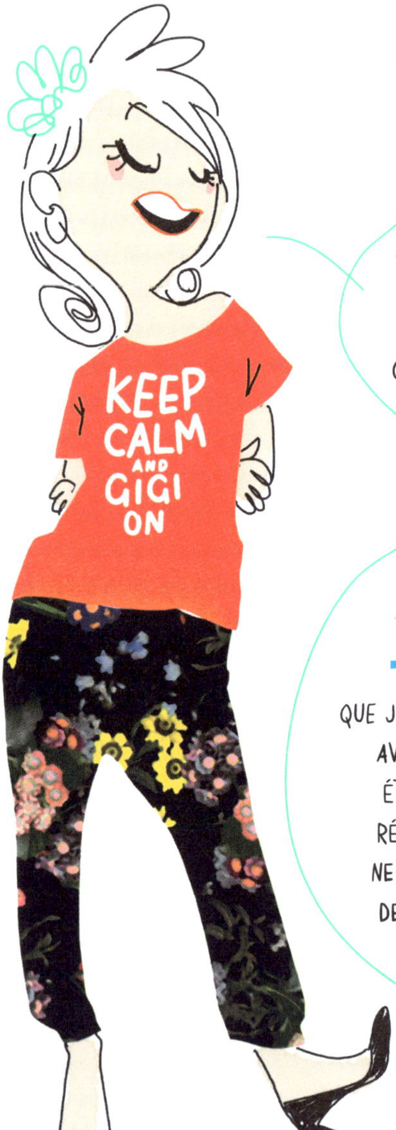

JE SUIS UNE FILLE PACIFISTE ET BIEN ÉLEVÉE, QUOIQU'UN PEU REBELLE. LA MOINDRE DES CHOSES QUAND ON CASSE UN TRUC CHEZ QUELQU'UN, C'EST DE LE REMPLACER.

EN ÉCHANGE DE
10 MYTHES PASSÉS À LA MOULINETTE
→ 10 GIGITATIONS
QUE JE ME SUIS DONNÉE LA PEINE DE COMPILER AVEC AMOUR, ÉTAYÉES PAR DE LONGUES ÉTUDES SUR LE TERRAIN, EN VUE D'UNE RÉCONCILIATION AVEC LES NOURRITURES. NE ME REMERCIE PAS, JE SUIS HEUREUSE DE T'ÉCONOMISER TOUTE CETTE ÉNERGIE ET CE TEMPS !

À LAISSER INFUSER…

Une bouGIGIe, de l'anti-mythe, **KEEP CALM** and Gigi on !

L'ÉQUILIBRE alimentaire se joue sur la semaine

DÉZOOME, laisse tomber les détails

Fais la paix avec tes **ENVIES**

Remplis ton **RÉSERVOIR PLAISIR** à chaque repas

Sois **SYMPA** avec ton corps, il te le rendra bien

Sois **CRÉATIVE**

MASTIQUE pour manger moins

Débranche **LE PILOTE AUTOMATIQUE**

Ton organisme a besoin de **CARBURANT**

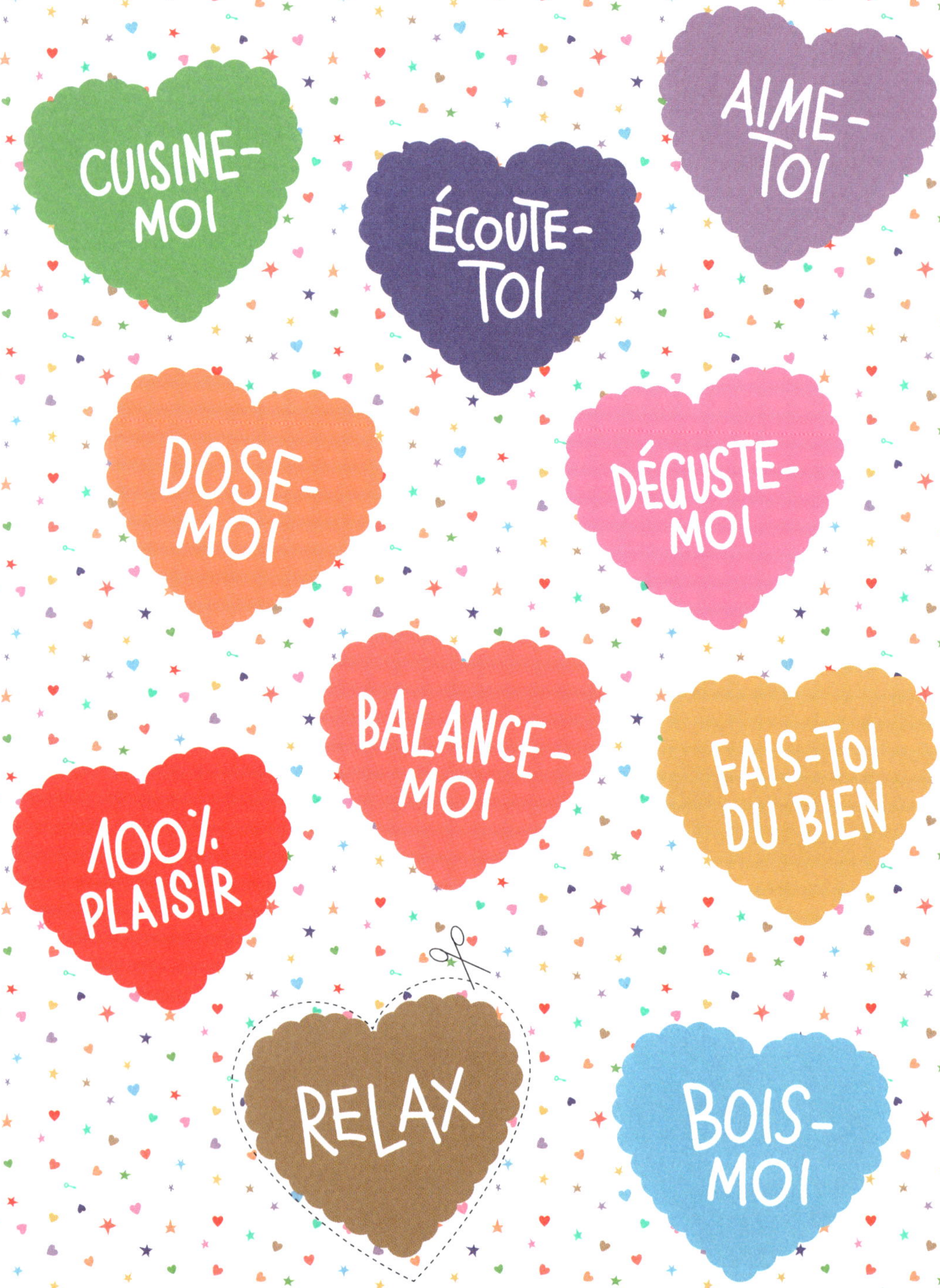
CUISINE-MOI
ÉCOUTE-TOI
AIME-TOI
DOSE-MOI
DÉGUSTE-MOI
BALANCE-MOI
FAIS-TOI DU BIEN
100% PLAISIR
RELAX
BOIS-MOI

STICOEURS

Transforment les croyances limitantes en croyances **dynamisantes** !

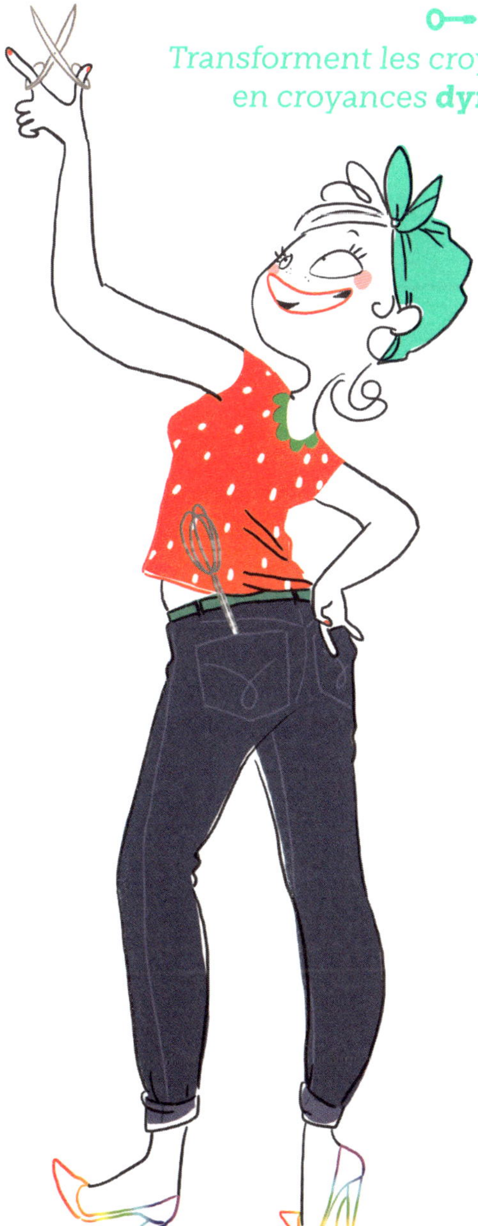

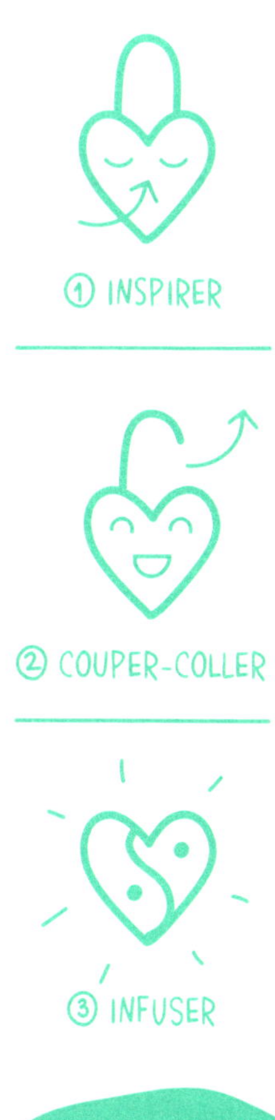

Que la force soit avec toi !
– Maître Yoda

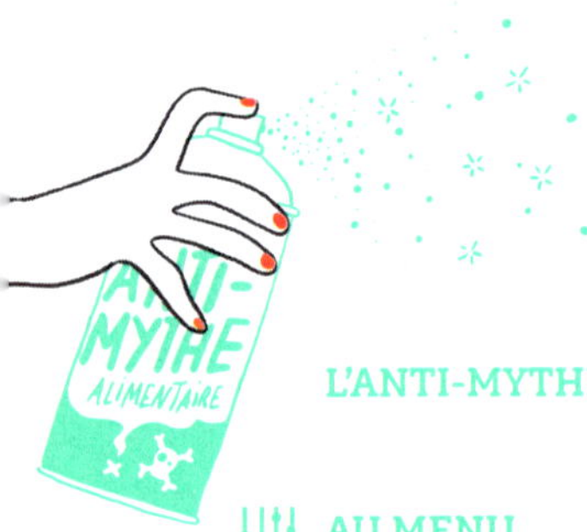

À TABLE !

MERCI AUX CO-GIGIS Laure, Véronique, Aline, Myrtille, Céline C., Lucile, Anne-Laure, Maya, Valérie, J.C., Claire, Lucie, Léa, Félicia, Aurélie, Jouch, Manou, Audrey, Raf, Céline M., Christine F., Ingrid, Théo, Xavier, François, Roger, Nicole, J.J., Caroline, Nadine & Co, Brigitte, Philippe.

Ouvrage publié sous la direction de Laure Paoli

Responsable éditoriale : Véronique Galland
Relecture et corrections : Alice Breuil
Conception graphique, illustrations et mise en pages :
Emma Tissier

Éditions Albin Michel
22, rue Huyghens, 75014 Paris
www.albin-michel.fr

ISBN : 978-2-226-43695-5
N° d'édition : 23134/01
Dépôt légal : octobre 2018
Achevé d'imprimer en Italie par C.P.M. S.p.A. - Casarile (MI)